根治型排毒拔罐疗法

李志锐　吴　彪　吴　娟　李慧琳◎编著

辽宁科学技术出版社

图书在版编目（CIP）数据

根治型排毒拔罐疗法/李志锐等编著.—沈阳：辽宁科学技术出版社，2011.4（2026.1 重印）

ISBN 978-7-5381-6834-1

Ⅰ.①根… Ⅱ.①李… Ⅲ.①拔罐疗法 Ⅳ.①R244.3

中国版本图书馆CIP数据核字（2011）第018391号

出版发行：辽宁科学技术出版社

（地址：沈阳市和平区十一纬路25号　邮编：110003）

印 刷 者：辽宁新华印务有限公司

经 销 者：各地新华书店

幅面尺寸：145mm × 210mm

印　　张：7.5

字　　数：242千字

出版时间：2011年4月第1版

印刷时间：2026年1月第15次印刷

责任编辑：唐丽萍

封面设计：翰鼎文化/达达

版式设计：于　浪

责任校对：刘　庶

书　　号：ISBN 978-7-5381-6834-1

定　　价：18.00元

联系电话：024-23284363

邮购热线：024-23284502

购罐热线：13841501664

E-mail:tang_liping@hotmail.com

http://www.lnkj.com.cn

本书网址：www.lnkj.cn/uri.sh/6834

前言

一种治疗方法通常不是一开始就能被人们完全认识和接受的，而是随着不断学习和实践逐渐认识到的，对排毒拔罐疗法的认识也是如此。

我们知道，“气”和“血”是人体的两种特别重要的物质，其中，“血”已经成为治疗疾病时的给药途径。同时我们还知道，不但可以通过“血”的途径，还可以通过“气”的途径来治疗疾病。将“气”和“血”这两条途径结合起来治疗疾病会有更好的治疗效果。

拔罐疗法是一种通过“气”的途径治疗疾病的方法，与通过“血”的途径治疗疾病同样重要。自古至今，拔罐的作用就被公认为“不好去一半”，由此可见，拔罐是一种多么重要的治疗方法，也说明通过“气”的途径治疗疾病的方法是多么的重要。

商品经济的发展和药物的经济利益,不可避免地要影响到医疗领域,也影响着拔罐疗法的普及和应用,以至于在医学领域它还没有成为一个单独的学科。“气”和“血”是两种同样重要的治疗疾病的途径，如果缺少了通过“气”的途径治疗疾病，就缺少了“一半”的治疗方法，又怎么能够称得上“全科”，又怎么能够治愈那一半疾病呢！

虽然关于“气”的认识可能有不同，但是，“气”不是虚无缥缈的空幻之物，中医说“胃气”、

"肾气"等五脏之气，就说明中医认为"气"是具体的物质。应当用唯物主义的态度分析和认识"气"这种物质。

本书是《根治型拔罐疗法》和《排毒拔罐疗法》的继续。《根治型拔罐疗法》一书介绍了这种拔罐方法的由来，它是一本介绍排毒拔罐经验的书。《排毒拔罐疗法》一书介绍了这种拔罐方法所依据的人体生理学原理，它是一本用数据说话，介绍排毒拔罐原理的书。本书将结合《黄帝内经》的论述，进一步介绍这种拔罐疗法所依据的中医原理，介绍中医原理与人体生理学原理之间的联系，介绍这种拔罐疗法的重要性。

许多读者在通过排毒拔罐的方法取得比较好效果的同时，也不断地提出各种各样的问题，特别是病灶反应的问题，在这本书里，我们不但介绍排毒疗法的优点，还重点介绍了它的病灶反应问题，但是我们不认为这是它的缺点。

书中的一些新的见解，欢迎大家一起分析讨论；书中错误之处，欢迎批评指正！

李志锐

目录

第一篇　排毒拔罐疗法的原理

第二篇　操作篇

第三篇　实践篇

第四篇　治疗篇

第五篇　答疑篇

【第一章】

排毒拔罐疗法概述

第一节 拔罐疗法是传统中医的重要组成部分

拔罐疗法是传统中医的重要组成部分，古时已有过与排毒拔罐疗法相同的拔罐方法。民间广泛流传的“针灸拔罐，不好去一半”的词句，这不仅仅是一句赞美的话，还实实在在地说出了拔罐疗法的效果，这句话足以说明拔罐疗法在传统中医中的地位。只是由于西医的进入以及经济活动和经济利益的原因，使得一个这么重要的组成部分，在我国现代医疗体系里，竟没有一个相应的学科和专业对它进行更多的研究。

随着现代塑料、橡胶等材料的普遍应用以及广大人民群众的实践，排毒拔罐疗法得以总结和发展，排毒拔罐疗法是广大人民群众勇敢实践的结晶。

唐代人王焘在《外台秘要》一书中，就阐述过这种拔罐方法。书中完整的记录是“患殗殜（肺痨）等病，必瘦，脊骨自出。以壮大夫屈头手指及中指夹人脊骨，从大脊向下至骨极，指腹向上来去十二三回，然去中指于两畔处弹之。若是此病，应弹处起作头，多可三十余头。即以墨点上记之。取三指大青竹筒，长寸半，一头留节，无节头削令薄如剑，煮此筒子数沸，及热出筒，笼墨点处按之，良久，以刀弹破所角处，又煮筒子重角之，当出黄白赤水，次有脓出，亦有虫出者。数数如此角之，令恶物出尽，乃即除。当目明身轻也。”

王焘的这段话在许多中医书籍中都有记录，但往往未全部记录出来。《根治型拔罐疗法》一书出版以后，一次偶然的机会，我们在一本比较老的中医按摩书中见到了这段话并记录了下来。王焘的这段话，实际上讲的是刺络（以刀弹破所角处）、脊柱按摩（捏脊法）和拔罐结合使用的治病方法，其中的拔罐方法，与我们现在所说的排毒拔罐疗法相同。我们在《排毒拔罐疗法》一书中提到的那个小诊所中那位据说是祖传的医生，就是采用针灸与拔罐相结合的治疗方法。《根治型拔罐疗法》和《排毒拔罐疗法》两本书介绍的是只用重复上罐的方式治疗疾病的拔罐疗法，本书是两本书的进一步完善。

用拔罐的方法治疗患者的疾病，在第一次上罐以后，还要煮筒子重角之。“重角之”，即重复上罐的意思。留罐的时候，罐口部位经常出现黄白赤水，接着有脓水流出。以后还要“数数如此角之”，即还要经过多次重罐。将恶物吸拔干净，就是将病态的物质吸拔干净，疾病才能痊愈。反复重罐的过程，就是排毒拔罐疗法的基本治疗过程。

第二节　经络学说与排毒拔罐疗法

中医的经络学说是中华医学的宝贵财富，中医经络学不但是针灸学的理论基础，也始终指导着排毒拔罐疗法的运用。了解经络学说的内容，掌握经络各部分的组成和作用，掌握穴位和各脏腑的功能以及具体分布情况，对于排毒拔罐疗法，是十分必要的。本书前面说拔罐与针灸应当同等相待，并驾齐驱，并不是说拔罐不能与针灸同用，相反，排毒拔罐与针灸一同使用，或者与其他的医疗方法结合起来使用，其功效可以加倍，作用更大，效果更好，而且，可以减轻拔罐引起的疼痛，加快治愈的时间，减少治疗的费用，这实在是我们十分希望见到的！

本书所提到的经络学说的内容，在相关的中医书籍中都可以找到，如果需要，可以查找专业的经络书籍。本书介绍的内容仅供选择上罐部位所用。

一、经络的概念

经络是人体内部经脉和络脉的总称。“经”有路径的意思，“络”有联络、网络的意思。古人云：“脉者，血脉也。血脉附气，周于一身，循环无间，……”“经络之相贯，如环无端”。这些话告诉我们：经脉的运行，昼夜不休。血气在其中周布流行，使人体各部分的机能得到濡养、调节，从而使人体保持正常的活动。气血在人体经脉中的周布流行和自然界的江河流水相似。江河有直行的干道，有旁行的支流，有蓄积水量起调节作用的湖泊，有周流灌溉的沟渠，有受灌溉的田园。经络系统也是这样，它包括通行气血纵横的干道——十二经脉，旁流别行的支流——十二经别，溢蓄诸经脉气的湖泊——奇经八脉，网络周布全身的沟渠——络脉，还有受经气濡养的田园——经筋、皮部和五脏六腑。

二、经络的分布

经络学说中的经脉，分为阳经和阴经。人体各部分阴与阳的关系是：内为阴，外为阳；里为阴，表为阳；胸为阴，背为阳；脏为阴，腑为阳。内外是指四肢的内侧和外侧。经络学说将阴阳的概念与人体部位和脏腑的属性相结合，以脏腑与胸膈位置的上下关系来确定经脉是走手还是走足，从而确立了十二经脉的名称，并用于医治人体的疾病。

1. 十二经脉的名称和走向

十二经脉的走向是指经脉中气血运行的方向。经脉中的气血，像江河中的流水哺育两岸的生命一样，滋润和濡养着人体各部分器官。它的名称和走向，见表1、图1。

十二经脉以人体的脊椎和胸中线为基线，左右对称，即脊椎左边有的穴位，在脊椎右边对应的位置上也有相应的穴位。前胸中线左边有的穴位，在右边对应的位置上也有相应的穴位。十二经脉有一定的顺逆走向，相互衔接，彼此通气，阴阳表里配合，内属脏腑，外连肢节，将人体各部分紧密地联系在一起，组成一个上下左右，内外统一的有机生理系统，维系着人体的正常生理活动。

表1　十二经脉的名称和走向

足三阴经 —— 足太阴——脾经 —— 由足走胸
足三阴经 —— 足厥阴——肝经 —— 由足走胸
足三阴经 —— 足少阴——肾经 —— 由足走胸

内为阴，脾、肝、肾在胸膈位置以下，故其脉在下肢内侧。见图1–a。

手三阴经 —— 手太阴——肺经 —— 由胸走手
手三阴经 —— 手厥阴——心包经 —— 由胸走手
手三阴经 —— 手少阴——心经 —— 由胸走手

肺、包络、心在胸膈以上，故其脉在上肢内侧。见图1–b。

手三阳经 —— 手阳明——大肠经 —— 由手走头
手三阳经 —— 手少阳——三焦经 —— 由手走头
手三阳经 —— 手太阳——小肠经 —— 由手走头

外为阳，由手三阳与手三阴脏腑表里关系，腑经随脏、大肠、小肠，三焦经随心、肺、包络在上肢外侧。见图1–c。

足三阳经 —— 足阳明——胃经 —— 由头走足
足三阳经 —— 足少阳——胆经 —— 由头走足
足三阳经 —— 足太阴——膀胱经 —— 由头走足

胆、胃、膀胱随脾、肾、肝经在下肢外侧。见图1–d、图1–e、图1–f。

十二经脉在躯干的分布：

就浅表划分：手三阴经行于胸中，手三阳经行于肩背部，腹部的经脉有足三阴经和足阳明经，侧腹部有足少阳、足厥阴经，背部有足太阳经。见图2。

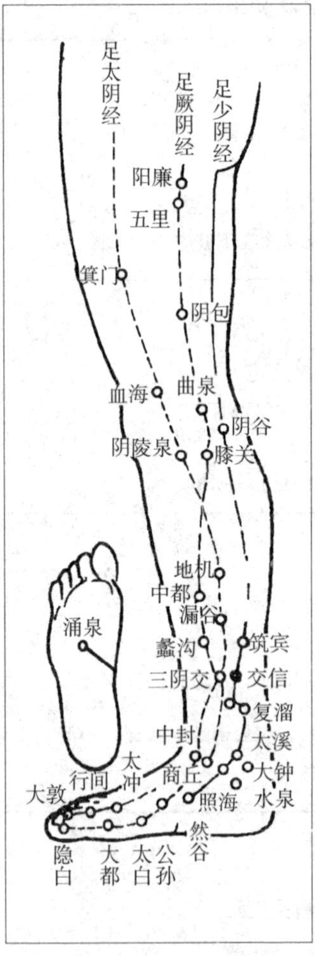

图1–a 下肢内侧部腧穴示意图

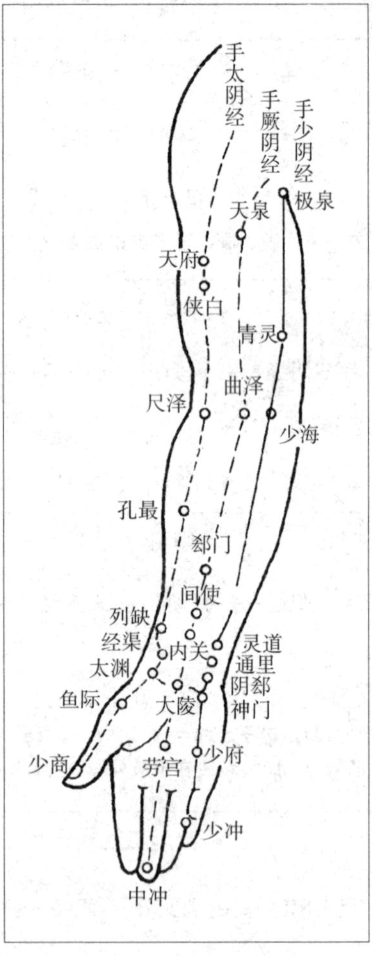

图1–b 上肢内侧部腧穴示意图

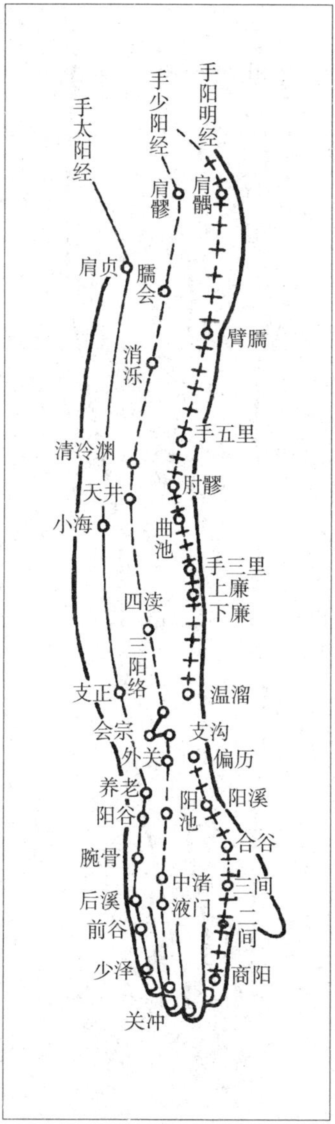

图1-c　上肢外侧部
腧穴示意图

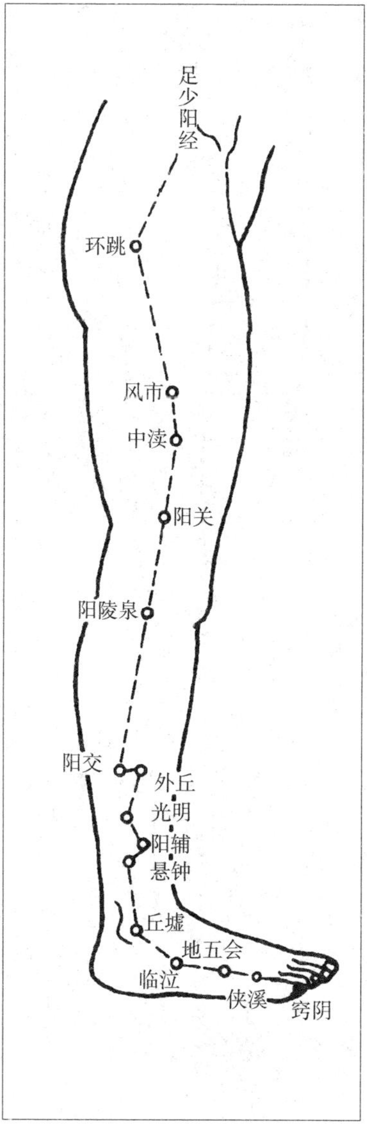

图1-d　下肢外侧部
腧穴示意图

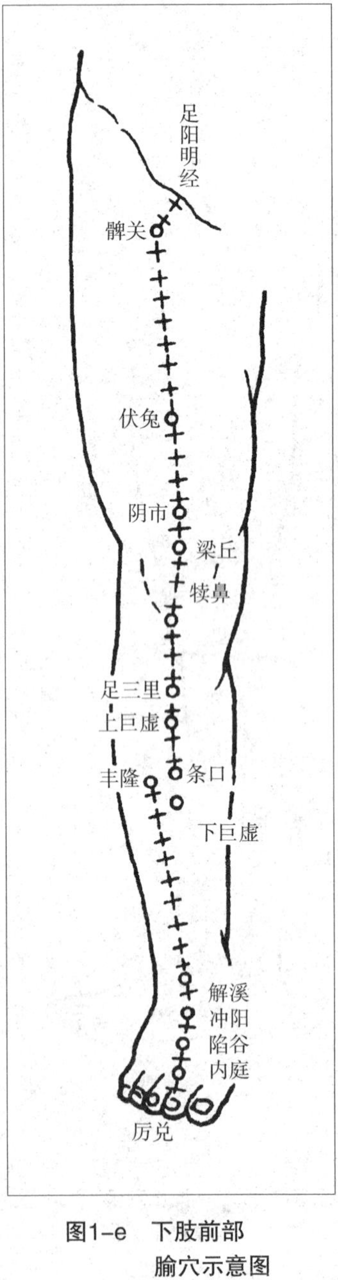

图1–e　下肢前部腧穴示意图

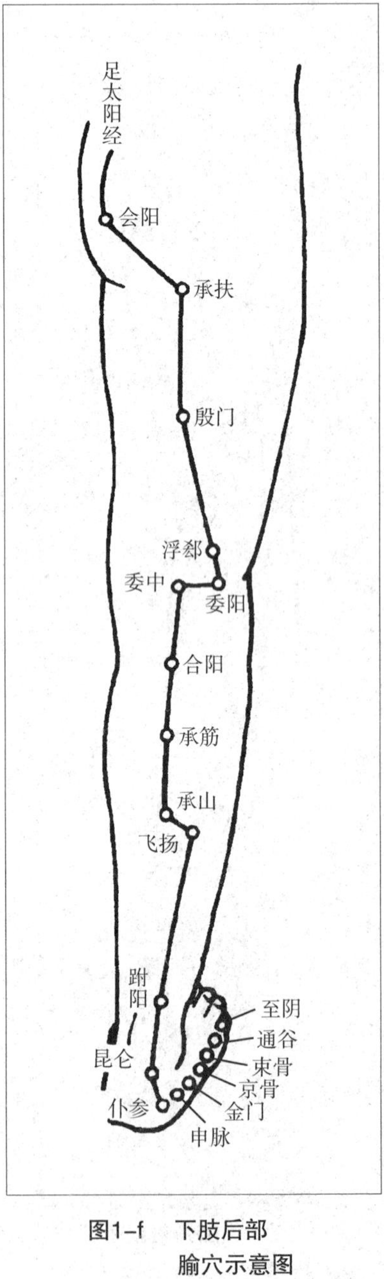

图1–f　下肢后部腧穴示意图

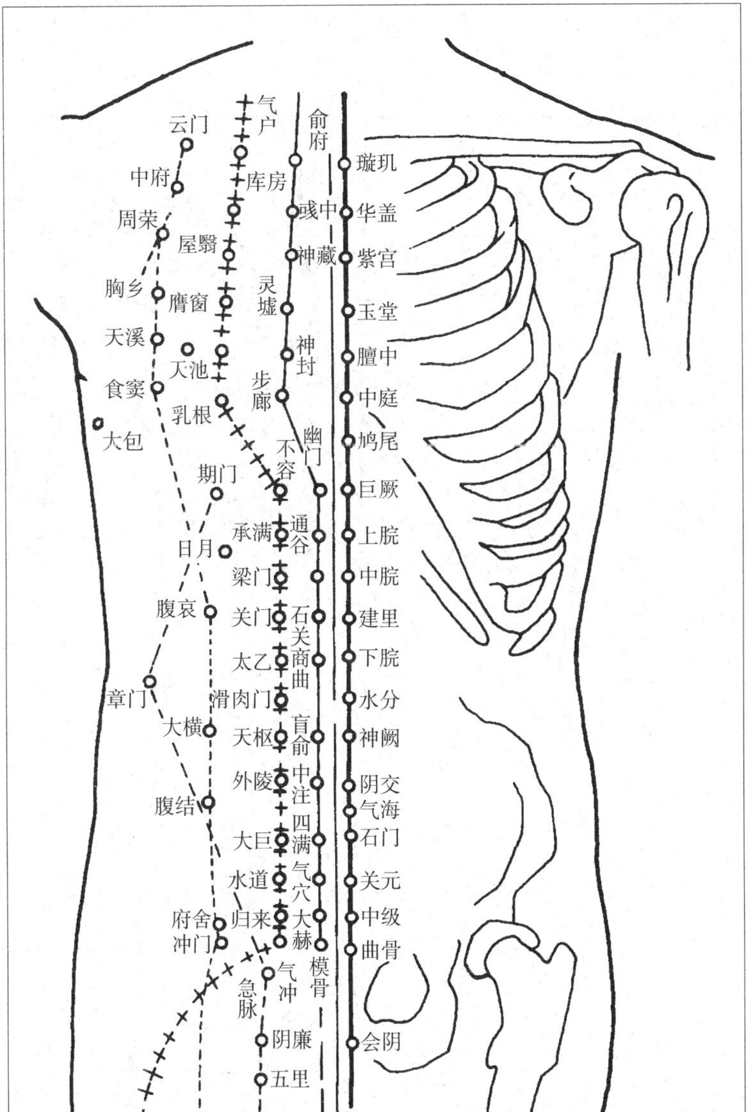

图2-a 胸腹部腧穴示意图

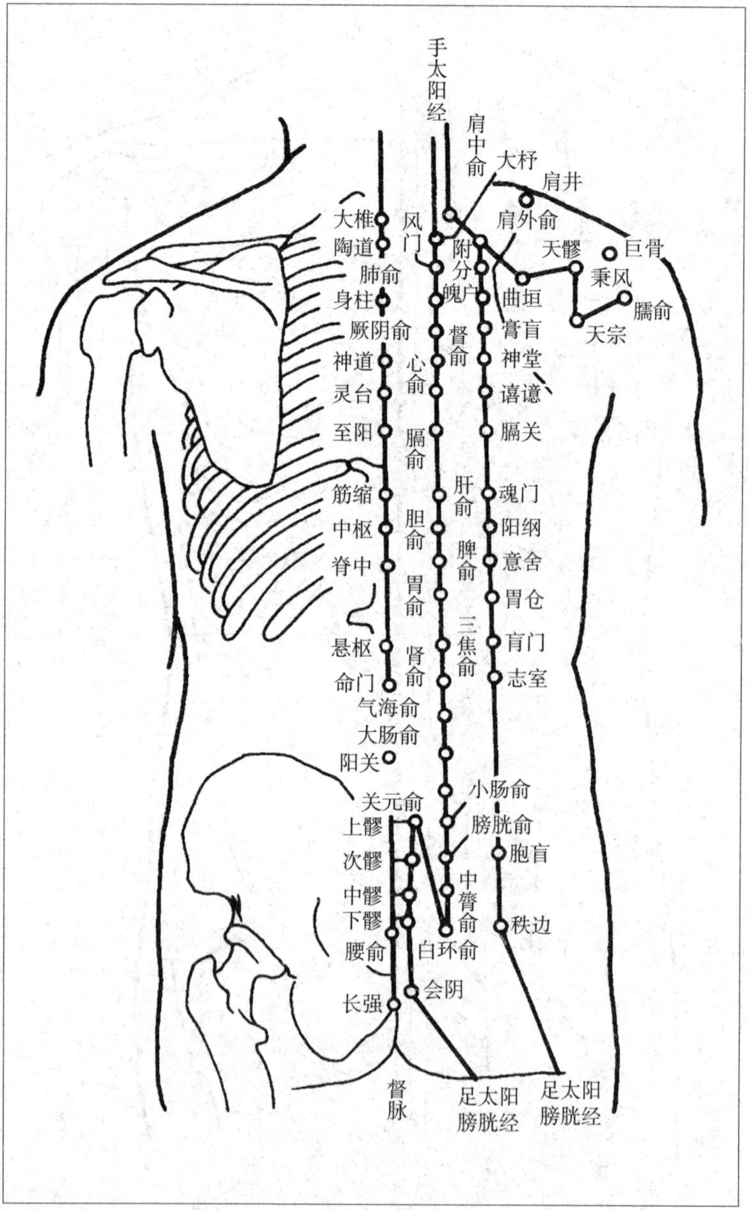

图2-b　背腰部腧穴示意图

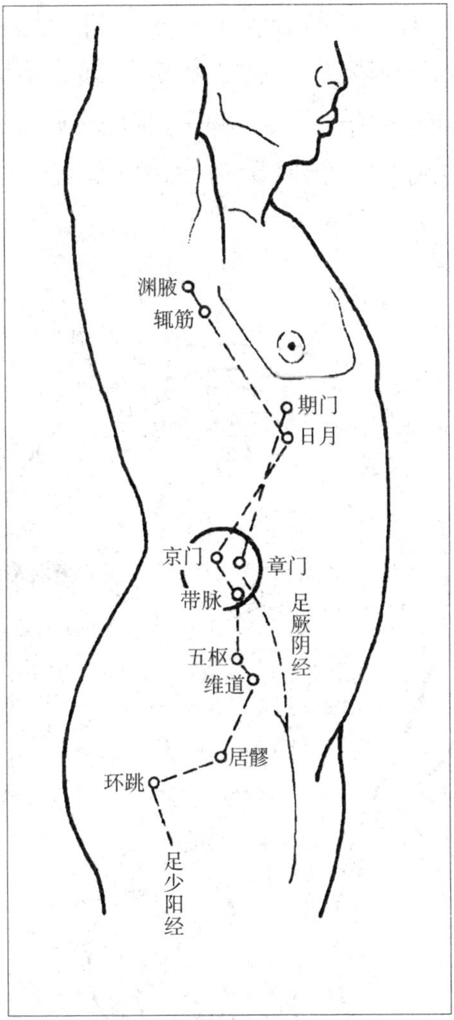

图2-c 侧胸腹部腧穴示意图

十二经脉在头部的分布：

手、足三阳皆上会于头面。头面上分布着手、足阳明和手太阳经；头侧分布着手、足少阳和手太阳、足阳明经；头后面分布着足太阳经和足少阳经。阴经一般均不上头，但心经上目系，肝经连目系，且脉深行于头内，与阳经浮行于头表浅部是不同的。了解头部经脉分布的情况，了解头部疾患所在的部位，可知是哪条经脉的病，对于指导治疗头痛及其他头部疾患，意义重大。见图3。

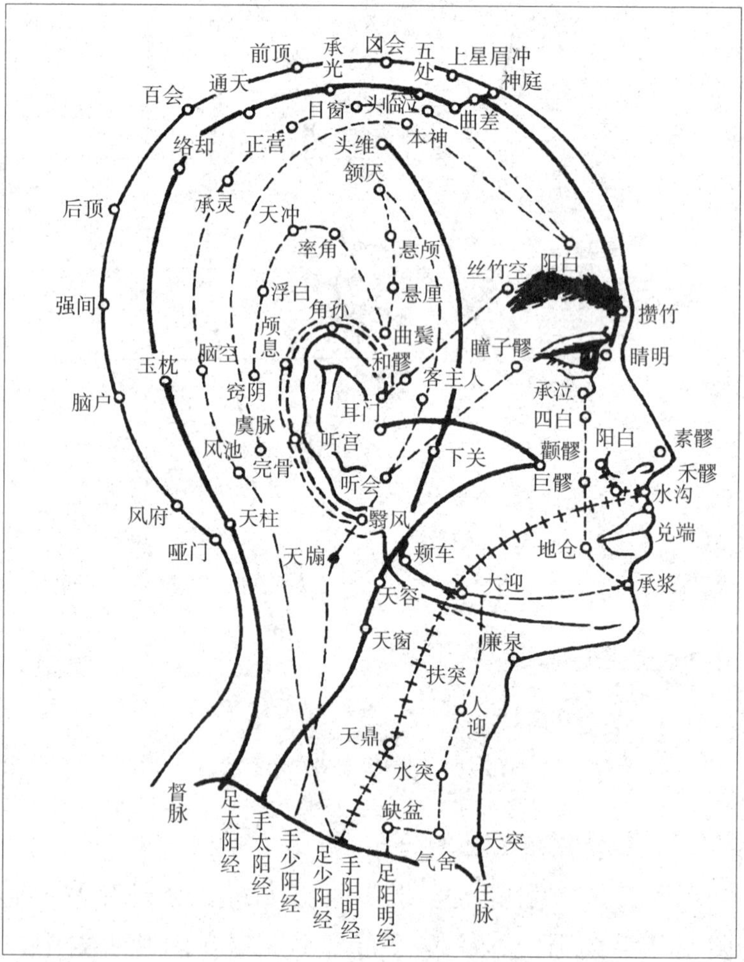

图3 头部腧穴示意图

十二经脉走向的简易记忆方法：将双手上举，人的前胸腹为阴，后背腰为阳，所有的阴经都上升，所有的阳经都下降，即“阴升阳降”。这四个字形象地说明了十二经脉的走向，帮助我们在治疗时，正确选择排除病气的罐口部位，达到理想的治疗效果。

2. 奇经八脉

奇经八脉因其不拘于十二经脉，无表里配偶的关系，内不连属脏腑，外不配属五行，所以称为奇经，对十二经脉起调节和溢蓄正经脉气的作用。八脉之中除了任督二脉有自己的腧穴之外，其他各脉都没有自己的穴位，而依附于它经，以它经的腧穴作本经的腧穴。

八脉有任脉、督脉、冲脉、带脉、阴维、阳维、阴跷、阳跷。

任脉由会阴沿胸腹中线行于腹而为阴，督脉由会阴沿背腰中线，即脊椎，行于背而为阳，相接于齿缝中龈交穴，分之为二脉，合之为一体。治疗中最为常用的有任、督二脉的腧穴。冲脉由会阴出气街，并足少阴绕络口唇。八脉的带脉，具有很重要的作用，由“冲、任、督三脉同起异行，三源而三岐，都为带脉所约束”这句话，可见带脉的重要。阳跷、阳维循行于头部等身体阳部；阴跷、阴维行于面腹等身体阴部，这是八脉分布概况。

3. 十五络

在经络学说中，十二正经与任、督二脉各出一络，加上脾之大络，总称十五络。

《灵枢脉度篇》说：“经脉为里，支而横者为络，络之别者为孙。”络脉自经脉别出，本身再分为无数细支，称为孙络，经脉浮现于体表的，称为浮络，络脉在皮肤上暴露的细小血管为血络。络脉遍及全身，组成了一个网络系统，来辅佐经脉循环之不及。如以自然界的现象来比喻，则经脉是江河的主干道，络脉是分流交错，起灌溉作用的沟渠。

经脉常不可见，可见者皆络脉。所有的络脉皆属于经脉。由于络脉分而又分，到络入与其为表里的它经时，已成无数细支，不能指出其一定的部位。

三、中医皮部的概念和作用

在中医经络理论中，有十二经脉，十二经脉又有支出的络脉，这些络脉浮行于体表皮肤部，各有一定的分布区域，有十二经皮部。奇经八脉中的任、督二脉有自己的穴位，也有对应的皮部。

各经皮部，是该经在人体皮肤表面的反应区。《素问·皮部论》中说：“皮者，脉之部也，邪客于皮则腠理开，开则邪入客于络脉，络脉满则注于经脉，经脉满则入舍于脏腑也，故皮者有分部，不与而生大病也。”这句话是说：十二经皮部是经脉的一部分，病气接触到皮部则毛孔开，病气进入络脉，络脉满则进入经脉，经脉满则进入脏腑，所以，皮肤表面也分属各条经脉的皮部。

十二经脉有皮部，五脏六腑也有皮部，五脏六腑的皮部与脏腑之间通过距离很近的络脉紧密联系，脏腑的皮部可以为治疗脏腑的疾病提供很好的途径，也为通过脏腑来医治经络之病提供了很好的途径。

古人在介绍十二经脉的时候，都说明了经脉起止的脏腑。在距离五脏六腑最近的皮肤表面上罐，可以从根本上治疗，从而使疾病的治愈时间加快，效果好。所以，我们将距离五脏六腑最近的皮肤表面划分为不同的脏腑区域，称为五脏六腑的皮部区域，用于选择上罐部位。

中医经络学说既强调通过经络医治脏腑之病，也强调经脉的疾病可以通过脏腑得到医治。排毒拔罐疗法正是发挥五脏六腑皮部的作用，利用罐具进行治疗。它主要吸拔五脏六腑的皮部和十二经皮部区域，将侵入脏腑和经络的风寒、火毒、淤血、痰湿等经体表皮肤吸引出来，把体内垃圾和病气吸引出来，使经脉畅通，脏腑功能得以健全，从而气血能够渗灌到全身各个部位，出现“通则不痛”的好现象。排毒拔罐疗法根据五脏六腑皮部在躯干的位置，将胸腹和背腰部的相应区域划分为肝区、肺区、肾区、胃区、脾区等上罐部位，体现了排毒拔罐疗法的特点。

【第二章】

排毒拔罐疗法的治病机制

第一节　排毒拔罐疗法所依据的中医原理

中医有许多伟大的著作，《黄帝内经》和《难经》是其中最重要的部分。我们在这里称其“伟大”，除了众所周知的原因以外，最主要的是因为它们关于“气”、“血”的理论，它们很早就告诉了我们“气”、“血”和“营卫”之间的关系以及卫气的巨大作用。

《黄帝内经·营卫生会篇》中说：“人受气于谷，谷入于胃，以传于肺，五脏六腑，皆以受气，其清者为营，浊者为卫，营在脉中，卫在脉外，营周不休，五十而复大会，阴阳相贯，如环无端。”

《难经》中又说：“血为营，气为卫，相随上下，谓之营卫。”

《黄帝内经》和《难经》中关于“气”、“血”的以上论述，明确地告诉了我们“气”和“血”以及“气、血”和“营卫”之间的关系。

“营”是经脉中实实在在的血液，“卫”是和血液相随上下的气体。古人已经认识到人体这种主要的生理组成，并且与现代医学的研究结果也有着明显对应的联系。在这里，我们继承中医“营卫”的概念，认为“营”是经脉中实实在在的血液，结合现代科学知识，我们定义“卫”是人体内的气体，主要是氧气和二氧化碳，存在于血管内外及器官和组织中。

由于人体内血管的连通性，卫气在血管内的运行较之穿过血管壁的运行更容易，这是卫气在血管内运行的特点；由于卫气是气体，人体内的组织细胞以及血管壁不能阻挡气体的通过，卫气可以在组织细胞和经脉内外扩散，这是卫气穿越血管壁内外运行的特点。所以，古人称卫气“是一种比较剽悍疾利的气，经脉不能遏阻”，这是中医对“卫气”的简单、形象、更反映实际的描述。“相随上下”是中医理论对“营卫”二气在人体内生理活动的生动描述。

当人体受到疾病轻度的侵袭，卫气能够起到保卫的作用，使受伤害部位的功能自行恢复；当受到较严重程度的侵袭，部分器官或组织的功能受到较严重的损伤，如果超出了气体分压变化调节的范围，卫气就很难起到更多的保护作用。

在一定的时间和范围内，卫气不可能具有无限的调节能力，但是，卫气可以在逐渐增加的时间里，不断地发挥调节作用，只要时间来得及，只要有足够的时间，卫气是完全能够起到保卫人体的作用的，这也是人们经常依靠自身的调节作用，使疾病得到痊愈的原因。

根据上面的道理，只要创造条件，增加人体内气体分压变化调节的范围，增加变化调节的时间，卫气就可能具有更多的调节能力，起到更多的保护作用。

中华民族在很早以前就认识到“营卫”二气的特点和作用，并且发明了拔罐疗法，以加强卫气。

第二节　排毒拔罐疗法所依据的人体生理学原理

虽然读者都希望先看到排毒拔罐疗法的病例，对原理方面的叙述似乎不太感兴趣，但是，如果您没有细心阅读排毒拔罐疗法所依据的科学原理，就可能不了解排毒拔罐的要点，在确定拔罐策略上，就可能不恰当，不容易取得良好的效果，最后会对排毒拔罐疗法丧失信心。所以有必要进一步介绍人体生理学原理，这样才能深刻了解排毒拔罐疗法。

一、《真空净血疗法》一书的启发

《根治型拔罐疗法》一书出版以后，在一位老大夫那里，我们见到了一本沈阳科技情报研究所的藏书，书的名字叫做《真空净血疗法》。

《真空净血疗法》一书的作者，是一位名叫黑岩东五的日本人。书中介绍，在20世纪40年代，黑岩东五患了肺结核，由于缺少抗生素，当时肺结核几乎是无药可医。他想既然无药可医，那就寻找一个不用药的方法进行治疗。他找到了拔罐的方法，并且开始自己给自己拔罐治疗。

黑岩东五于1943年春夏之间的两三个月期间，从未间断过在胸口的黑斑处连续试验，每次吸器（火罐）过后，黑斑均难立即消失。他在胸口的表皮轻轻划破几处伤口，然后扪紧火罐，5分钟后移开时，发现紫黑色的血块在吸起之中。他深信是体内淤血，其后仍继续试行，痰与咳一时虽似有增加，但经两三个月后，已无过去每日清晨必咳出一杯浓痰的现象。而且日见减少，同时感到“一向冷漠的心情和困难的呼吸状况也越来越轻松”。终于在1944年底痊愈出院，其后一直健康，“未曾使用过一瓶抗生素，亦未用过一次PAS（对氨基水杨酸）”。他依靠拔罐的方法，治愈了自己所患的肺结核，活了下来，而同病房的其他人却没有能够活下来。

黑岩东五用拔罐的方法治好自己所患的肺结核病以后，就从事了医生的职业，用拔罐的方法为人治病，后来，他写出了《真空净血疗法》一书。这本书出版以后，在日本的销量达到一千多万册。

拔罐疗法在我国有几千年的历史，它是中华医学文明的一个重要组成部分。历史上广泛的文化交流，使拔罐疗法在世界各地得到广泛应用，同时也得到了发扬光大。

《真空净血疗法》一书中介绍了黑岩东五将正在留罐罐具中的气体取出，证明是二氧化碳的经过，并首先将人体生理学中关于人体内呼吸过程中的气体分压差原理，用于分析拔罐疗法的治病机制，给了人们一个定量的、容易被人理解的认识，帮助我们正确地理解拔罐疗法。他对待科学的认真态度以及顽强战胜疾病的精神，都是值得我们学习的。我们是在他的研究基础上，进一步认识排毒拔罐疗法所依据的科学原理的。

二、人体内呼吸过程中的气体分压差原理

众所周知，我们每天都在呼吸，呼吸是维持人体生命活动所必需的基本生理过程之一。

我们也知道：空气的气压是由空气中各种气体的分压组成的。在一定的温度条件下，每种气体的分压取决于空气中该气体的浓度，浓度较大的气体，其分压也较大。气体交换的动力是气体的分压，任何气体总是由分压高的地方向分压低的地方弥散。在人体内气体交换的过程中，气体通过薄膜弥散，这个薄膜可以是肺泡的，可以是细胞的，可以是血管壁的，也可以是皮肤的。

人通过肺部的呼吸，呼出二氧化碳，吸进氧气。吸气时，进入肺泡的新鲜空气使肺泡中的氧分压（13.56千帕）高于肺毛细血管中静脉血的氧分压（5.33千帕），而肺泡中的二氧化碳分压（5.33千帕）则低于肺毛细血管中静脉血的二氧化碳分压（6.1千帕），因而氧由肺泡弥散至动脉血，而二氧化碳由血液弥散至肺泡，并且由于肺毛细血管中静脉血的二氧化碳分压高于外界的二氧化碳分压，所以才能呼出二氧化碳，这就是外呼吸。外呼吸包括肺与外界环境之间以及肺泡与肺毛细血管血液之间的气体交换过程，也叫肺呼吸、肺换气。气体交换的结果，肺毛细血管中的静脉血氧含量增高，二氧化碳的含量减少，变为动脉血，然后经过体循环运往全身。

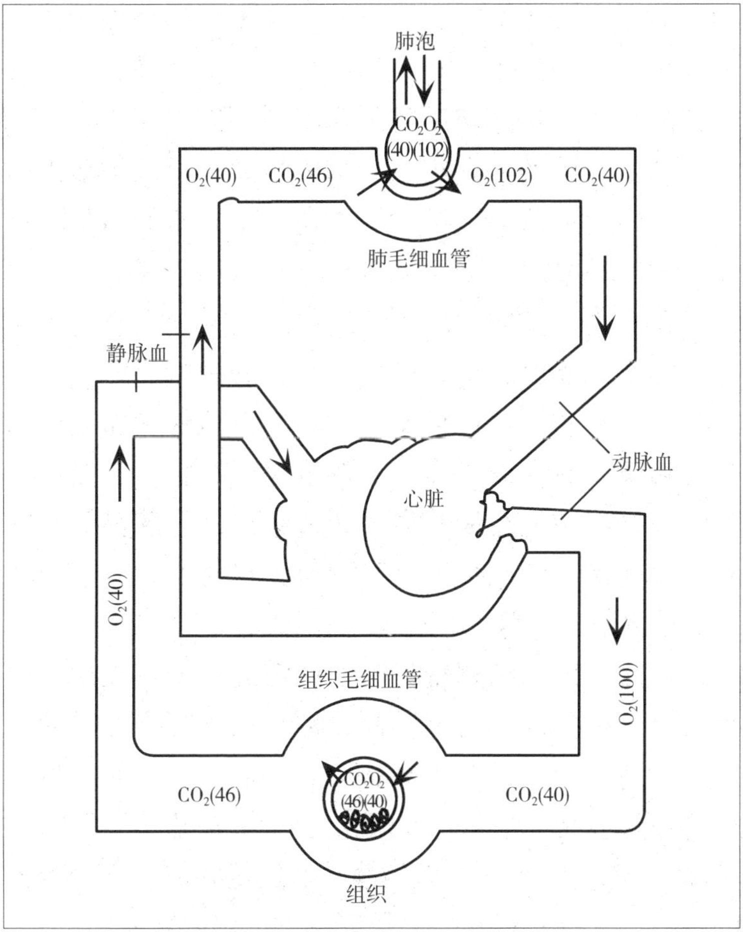

图1　肺换气和组织换气示意图

组织细胞在代谢中消耗氧气并产生二氧化碳，使组织细胞中的氧分压低于毛细血管动脉端的氧分压，二氧化碳分压高于毛细血管静脉端的二氧化碳分压。在人体内呼吸的过程中，流到人体各部分组织的动脉血中，氧的分压为13.33千帕，二氧化碳的分压为5.33～6.1千帕，而各部分组织细胞内，氧的分压为

4.0千帕，二氧化碳的分压为6.67千帕。因为动脉血中氧的分压大于组织细胞中氧的分压，组织细胞中二氧化碳的分压大于血液中二氧化碳的分压，在交换过程中，动脉血中的氧向组织细胞内扩散，组织细胞内的二氧化碳向静脉血液中扩散，这就是人体的内呼吸过程。内呼吸是血液与人体各部分组织细胞间的气体交换过程，也称作组织呼吸，或组织换气。人体内呼吸过程之所以能够进行，是由于在血液和组织细胞中，氧和二氧化碳的气体分压不同。**在不同的气体分压差的作用下，氧由动脉血液弥散至组织细胞，二氧化碳由组织细胞弥散至静脉血液，使组织细胞获得氧，排出二氧化碳，动脉血变为静脉血，这就是人体生理学中关于人体内呼吸的气体分压差原理**。

上面介绍的都是现代医学确定的理论和数据，每种书上数据的大小可能不同，但是结论都是相同的。在人体各部分血管和组织中氧和二氧化碳的分压数据也许不同，但是它们的数据差别关系是基本一致的，见表1。经过组织换气后的静脉血运至肺部，再进行肺呼吸。如此反复更新，以保证机体代谢的需要。

表1　血液和组织中气体的分压（千帕（毫米汞柱））

	动脉血	混合静脉血	组织
Po_2	12.9～13.3 （97～100）	5.3 （40）	4.0 （30）
Pco_2	5.3 （40）	6.1 （46）	6.9 （50）

三、血液微循环原理

按照气体分压差的原理，当我们在皮肤表面拔罐时，罐内产生负压，皮肤组织细胞内的二氧化碳会冲破皮肤薄膜，被吸拔入罐内，这样，罐内的二氧化碳会越积越多，以至于罐内气体负压减小，罐具应该自动脱落。而实际情况却不是这样，实际情况是：有病的部位，上罐以后，罐子越收越紧。病越多越重的人，罐子也是越收越紧，经常是起罐时拿不下来罐，不得不将罐敲裂，才能起罐。这说明罐内的空气不是越来越多，而是越来越少。这种情况说明，只用气体分压差的原理，还不能完全解释排毒拔罐疗法的科学原理。

1. 皮肤组织、组织液和淋巴

因为拔罐是在皮肤上进行的，所以我们继续把皮肤作为研究对象，从皮肤的结构、组成和各部分的作用来继续认识排毒拔罐疗法的科学原理。

细胞由细胞质、细胞核和细胞膜三部分组成。许多相似的细胞和细胞间质有机地结合起来成为组织。皮肤组织由许多上皮细胞和少量细胞间质组成，排列成层，覆盖在身体的表面，具有保护、分泌、吸收和排泄等机能。组织、细胞之间的空间称为组织间隙，其中为组织液所充满。组织液是组织、细胞直接所处的环境。组织、细胞通过细胞膜与组织液发生物质交换。组织液是与血液联系在一起的。皮肤组织中存在着大量的血管和毛细血管。

我们在进行排毒拔罐时常常吸拔出一些黏稠物

质。一些医生说吸拔出的黏稠物质是组织液。我们有必要弄清楚拔出的东西究竟是什么。到底是不是组织液？什么是组织液？为什么能拔出组织液？吸拔出组织液对人体是否有害？清楚组织液的产生、性质和作用，有助于理解排毒拔罐疗法所依据的科学原理。

血液流经体循环毛细血管时，在毛细血管的动脉端有液体渗出到组织细胞间隙，这种渗出液叫组织液。组织液是细胞生活的环境。细胞摄取营养物质和排出代谢产物，都要通过组织液与血液进行交换才能进行。毛细血管动脉端生成的组织液中的一部分，又从毛细血管的静脉端被回收到血液中，另一部分则渗进毛细淋巴管成为淋巴。淋巴经淋巴管最后回流到静脉，加入血液循环。

组织液与血液之间通过毛细血管壁进行物质交换。组织液存在于组织、细胞的间隙内，绝大部分呈胶冻状，不能自由流动。组织液凝胶的基质是胶原纤维和透明质酸细丝。组织液中有极小一部分呈液态，可自由流动。组织液中各种离子成分与血浆相同。组织液中也存在各种血浆蛋白质，但浓度明显低于血浆。

组织液进入淋巴管，即成为淋巴液。因此，来自某一组织的淋巴液的成分和该组织的组织液非常接近。组织液和毛细淋巴管内淋巴液之间的压力差是组织液进入淋巴管的动力。组织液压力升高时，能加快淋巴液的生成速度。

2. 血液微循环和淋巴系

人体的循环系统是运送血液和淋巴液的一套密封

的管道系统，包括心血管系和淋巴系两部分。

心血管系由心脏和血管组成。血液在心脏的推动下经动脉至毛细血管分布于全身，然后再经静脉流回心脏。如此循环往复，形成血液循环。

血液循环的主要功能是完成体内的物质运输，即运输营养物质、代谢产物、氧和二氧化碳等。

微循环是指循环系统中在微动脉和微静脉之间的部分。血液循环最根本的功能是进行血液和组织之间的物质交换，这一功能就是在微循环部分实现的。

淋巴系是由淋巴管和淋巴器官（淋巴结、脾、扁桃体等）组成的。淋巴管是静脉回流的辅助装置。淋巴器官是机体的防御器官，能产生淋巴细胞和抗体，在机体免疫反应中起重要作用。

淋巴管包括毛细淋巴管、淋巴管、淋巴干和淋巴导管4种。

毛细淋巴管以盲端起于组织间隙，逐渐变成淋巴管。淋巴管以深筋膜为界可分为浅、深两种。浅淋巴管常与浅静脉伴行，收集皮肤和皮下组织的淋巴。深淋巴管多伴随深部的血管走行，收集肌肉和脏器的淋巴。全身淋巴管先汇合成几条比较大的淋巴干，最后再集合成两条淋巴导管，即胸导管和右淋巴导管。它们分别注入左、右静脉角（颈内静脉与锁骨下静脉相交处）。

胸导管收集全身3/4（左侧上半身和整个下半身）的淋巴液；右淋巴导管收集全身1/4（右侧上半身）的淋巴液。

淋巴结是滤过淋巴的重要器官。当淋巴流经淋巴结时，淋巴结所产生的淋巴细胞即进入淋巴流中，共同形成淋巴液。淋巴结的网状细胞等还能吞噬侵入淋巴中的细菌或有害物质。淋巴结具有造血和防御功能。各群淋巴结都接受身体一定区域或一定器官的淋巴回流。浅、深淋巴管在向心走行的过程中都通过淋巴结。

3. 血液和组织液之间的物质交换方式

血液和组织液之间的物质交换主要是通过扩散、滤过、重吸收和吞饮等方式进行的。

扩散 扩散是血液和组织液之间进行物质交换的最主要的方式。脂溶性物质，如氧气、二氧化碳，可直接通过内皮细胞进行扩散，因此整个毛细血管壁都成为扩散面，扩散的速率更高。

滤过和重吸收 当毛细血管壁两侧的静水压不等时，水分子就会通过毛细血管壁从压力高的一侧向压力低的一侧移动。水中的溶质分子，如果分子直径小于毛细血管壁的孔隙，也能随同水分子一起滤过。在生理学中，将由于管壁两侧静水压和胶体渗透压的差异而引起的液体由毛细血管内向毛细血管外的移动称为滤过，液体向相反方向的移动称为重吸收。

吞饮 在毛细血管内皮细胞一侧的液体可被内皮细胞膜包围并摄入细胞内，形成小的囊泡。这一过程称为吞饮。囊泡被运送至细胞的另一侧，并被排出体外。因此这也是血液和组织液之间通过毛细血管壁进行物质交换的一种方式。一般认为，较大的分子如血红蛋白等，可以由这种方式通过毛细血管壁进行交换。

4. 静脉血管的特性

静脉在功能上不仅是血液回流入心脏的通道，由于整个静脉系统对血流的阻力很小，而且容量很大，静脉系统还在体内起着血液贮存库的作用。静脉系统内血容量的改变，使血液循环能够适应机体在各种生理状态时的需要。

静脉与动脉相比，有较大的可扩张性。

四、排毒拔罐通过“气”的途径治疗疾病

我们的祖先在留给我们许多中医著作的同时，还流传下来拔罐疗法，使我们能够认识到如何通过“气”的途径治疗疾病。拔罐疗法就是通过“气”的途径来治疗疾病的方法。它通过负压，增加人体内气体分压变化调节的范围，增加变化调节的时间，使卫气具有更多的调节能力，起到更多的保护作用。

当我们在皮肤表面拔罐时，罐具接触的是皮肤组织，皮肤表面是皮肤薄膜，皮肤组织具有一定的通透性及弹性。

拔罐时，罐具内的气体压力相对于大气压力是50千帕左右的负压，是这部分负压使罐具能够吸附于皮肤表面。

罐具吸附上以后，罐具里的皮肤会因负压作用向外凸起。皮肤凸起的方向就是压力的方向，压力的大小与大气压力和罐具内的负压数值以及所接触的人体及皮肤部分有关。

吸拔的部位经常出现皮肤颜色加重的现象，也有

颜色没有加重甚至变浅发白的现象。在这些现象中，最能体现出拔罐发生作用的是皮肤颜色加重，这是血液的颜色。我们将皮肤作为研究对象，将皮肤组织内的气体和血液作为研究对象。

根据现代医学的人体生理学知识，我们知道：人体皮肤组织内存在气体的压力主要有氧的分压和二氧化碳的分压。在皮肤表面拔罐时，皮肤组织和相邻近的毛细血管都能受到负压的作用，导致皮肤组织内气体分压的降低。

由于罐具内负压的作用，皮肤组织内气体分压降低，促使皮肤组织内的毛细血管中的气体进入接触罐具的皮肤组织，这是因为动脉血管中气体分压大于皮肤组织中气体分压，但是，动脉血管中只能是氧通过血管壁进入皮肤组织，因为动脉血管中氧的分压大于皮肤组织中氧的分压。与皮肤组织相邻近的静脉血管中氧的分压也可能大于皮肤组织中氧的分压，所以，静脉血管中的氧也可能进入皮肤组织。

动脉血管中的气体分压始终大于皮肤组织中的气体分压，所以皮肤组织中的气体，包括二氧化碳，不会进入动脉血管。

因为皮肤组织中二氧化碳的分压大于静脉血管中二氧化碳分压，所以，皮肤组织中的二氧化碳进入静脉血管。只要人的生命存在，进入皮肤组织的氧经过新陈代谢，就会继续产生二氧化碳，皮肤组织内的二氧化碳分压就会始终大于静脉血管中二氧化碳分压，只能是皮肤组织中的二氧化碳进入静脉血管（见表2）。

表2　血液中氧气和二氧化碳的含量（毫升/100毫升血液）

	动脉血			混合静脉血		
	物理溶解	化学结合	合计	物理溶解	化学结合	合计
O_2	0.31	20.0	20.31	0.11	15.2	15.31
CO_2	2.53	46.4	48.93	2.91	50.0	52.91

由于拔罐的负压作用，由动脉血管进入组织的氧经过新陈代谢，产生二氧化碳，二氧化碳进入静脉血管排出体外，组织中氧的分压下降，继续促进动脉血管的氧进入组织，如此循环，这就是拔罐疗法在人体内呼吸的气体分压差原理的作用下对人体产生治疗作用的机制。

我们在前面定义了卫气的概念，定义了卫气是人体内的气体，是血液和组织中的气体，主要是氧气和二氧化碳。根据上面所介绍的人体内呼吸的气体分压差原理，拔罐过程中人体内氧气和二氧化碳的变化，就是中医气血理论中“卫气”的变化，正是卫气的变化，促进了人体内的气血发生变化，通过中医的气血理论，也说明拔罐疗法对人体具有治疗作用。

卫气“是一种比较剽悍疾利的气，经脉不能遏阻”，采用排毒拔罐疗法，在人体的不同位置，采用不同的留罐时间，增加气体分压变化调节的范围和时间，就可以增强卫气的作用。

由于气体的特性，经脉不能遏阻，**只要留罐时间足够的长，**排毒拔罐所引起的气体分压差的变化，在距离罐口部位较远处的部位也能够产生影响，这就是我们通过介绍排毒拔罐疗法依据的中医原理所介绍的排毒拔罐疗法的一个重要特点。**排毒拔罐疗法是增强“卫气”作用的一种治疗方法，**这也是用中医理论解释排毒拔罐疗法更深刻的原因所在。

许多人问我们排毒拔罐疗法能治疗哪一方面的疾病，我们的回答是：**只要是人体内有血液存在的地方，只要是卫气能够到达的地方，只要能够上罐，都能够发挥排毒拔罐的治疗和辅助治疗的作用！**当然，不是一次拔罐就完全起效，需要多次重复上罐才能实现。

五、排毒拔罐疗法所依据的人体生理学原理

以上的内容，是人体生理学的基础知识，对于我们理解下面的叙述有很大的帮助。

人体内有两种交换过程，一种是人体内呼吸的气体交换过程，另一种是血液循环的物质交换过程，正是由于人体存在着这两种形式的交换过程，使得排毒拔罐这种负压技术能够对人体的健康起到很好的治疗和增进健康的作用。内呼吸使得组织内的二氧化碳被排出，氧补充进来，补充进来的氧与病灶发生化学作用，改变病态的物质，化解病灶；由于血液循环的物质交换过程产生更多的淋巴细胞和免疫细胞，提高人体免疫力，排除病态的物质，排除病灶，这就是排毒拔罐疗法依据的人体生理学原理。

根据人体生理学原理，使得排毒拔罐能够产生许多作用。

1. 排毒拔罐使病灶排出体外

病灶存在于组织或器官中，它妨碍和阻挡血液流动。病灶部分产生的压力大于组织内其他物质所产生的压力，当罐具作用于皮肤表面的时候，相对于罐具内的负压，病灶部分向罐具方向流动，使病灶部分逐步排出体外，这就是排毒拔罐为什么经常起疱和拔出其他一些物质的原因。在组织中不存在病灶的情况下，人体各部分的正常压力关系没有发生变化，即便有负压的存在，人体各部分压力的相对关系不变，也不会吸拔出东西的。

2. 排毒拔罐使扩散、滤过和重吸收增加

在负压的作用下，罐口部位皮肤组织中毛细血管动脉端的压力，相对于组织内的压力增加，毛细血管动脉端的扩散、滤过增强，有更多的气体、液体扩散和滤过，滤过的增加，可以产生更多的组织液进入组织，促使组织液胶体渗透压升高。胶体渗透压的升高，使毛细血管静脉端的重吸收也增加。重吸收将拔罐增加的二氧化碳经毛细血管静脉端排出。

因为动脉血管中氧的分压大于组织中氧的分压，氧气进入组织，使得毛细血管动脉内的气体减少，分压下降，于是，溶解在动脉血管内的一部分氧逸出，实现卫气对人体组织的一部分保护过程；经过组织中的有氧代谢，组织中二氧化碳的分压升高，高于静脉血管中的二氧化碳分压，因而进入静脉血管，被毛细血管静脉端重吸收。

在拔罐过程中，罐具处于密封状态。上罐的开始阶段，虽然罐具内的气体被吸拔排出，但仍然存有气体，这部分气体中的二氧化碳极少，更多的是氧气。随着留罐的进行，当气体变化达到平衡的时候，这部分气体所含氧和二氧化碳的分压，都会与组织中的数值基本接近，这可以从黑岩东五的实验得到证实，当实验中的气压表指向6.9千帕（50毫米汞柱）的时候，黑岩东五验证了排出的都是二氧化碳，说明这时候罐具内多数是二氧化碳，原来占多数的氧已经很少，低于二氧化碳的数量。正是由于罐具内氧的逐渐减少，才使人感到罐具越来越紧。这就是我们在前面提到的，为什么罐具没有自动脱落，而是越收越紧的原因。而且随着罐具内气体不断减少，罐具内的负压不断增加，罐具越收越紧，经常使人难以承受，这也是排毒拔罐疗法留罐时间越长越难以忍受的原因。

3. 排毒拔罐使淋巴细胞增加

毛细血管动脉端的滤过增强，会有更多的组织液进入组织，这些增多的组织液一部分被重吸收，另一部分则成为增多的淋巴，生成更多的淋巴液，并流经淋巴结，产生更多的淋巴细胞，增强人体的免疫力，起到治疗和增进健康的作用。排毒拔罐的作用就是促进更多的组织液产生，促进淋巴细胞的增加，也促进了人体免疫力的增加。

我们来看淋巴集中的部位（图1）：

各群淋巴结都接受身体一定区域或一定器官的淋巴回流。浅、深淋巴管在向心走行的过程中都通过淋巴结。来自某一组织的淋巴液的成分和该组织的组织

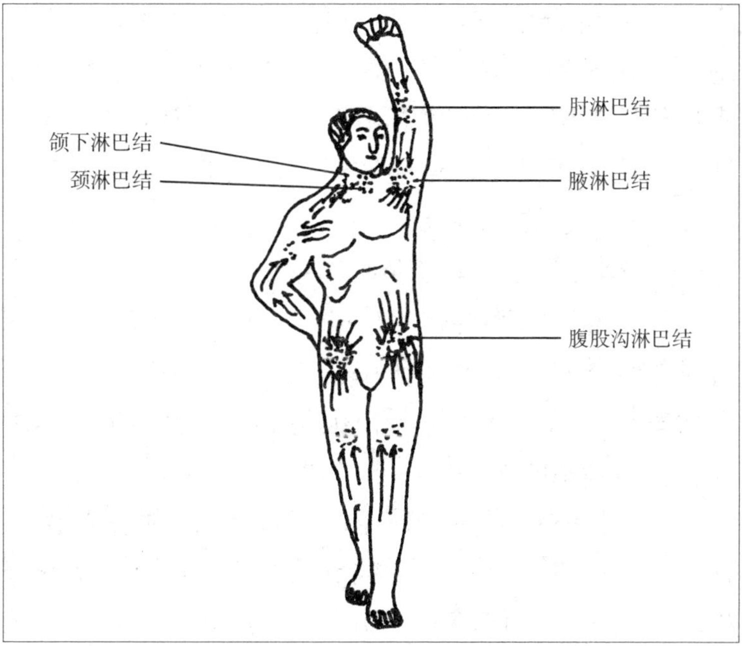

图1　淋巴结群

液非常接近。

通过对组织液作用的知识可以知道：各组织依靠自己附近的组织液濡养，不断完成自己的功能；依靠自己附近的淋巴液，不断消除对自己的危害。我们通过排毒拔罐，增加各部分组织的组织液和淋巴液，帮助该组织恢复和增强自己的功能和作用。

在应用排毒拔罐疗法的过程中，经常有一种病灶反应现象，就是在拔罐进行一段时间后，会在脖子两侧、腋下、腹股沟等处鼓起扁桃腺和淋巴结，按之略痛，再继续拔一个阶段就会自动消失，这就是排毒拔罐疗法的作用。由于吸力较大，时间较长，沿血管流动方向的组织中不断产生增多的组织液，进入淋巴管，成为淋巴液并经过淋巴结，产生更多的淋巴细胞，在淋巴细胞与病菌、病毒的斗争过程中，就会发生扁桃腺鼓起。扁桃腺和淋巴结鼓起又消失的现象，进一步说明了排毒拔罐能够促进淋巴的生成并起到治疗和增进健康的作用。

4. 排毒拔罐使其他免疫细胞增加

除了淋巴细胞的作用以外，其他免疫细胞也会在排毒拔罐的过程中发挥作用。比如，负压的产生使毛细血管壁的渗透性增加，白细胞的渗出也会进一步增加，使白细胞的作用进一步增强。

由于排毒拔罐使各种免疫细胞增加，通过拔罐过程中人体内各种免疫细胞数量的变化，可以观察和分析治疗过程中人体内各种病毒的类型和人体免疫力的变化情况。

对于拔罐过程中拔出的物质，黑岩东五在《真空净血疗法》一书中也有过记载。他将吸拔出的东西，送东京地方检验所进行过检验。他认为，吸拔出来的红细胞分子结构发生了变化，称之为带病的红细胞，吸拔出来的组织液的分子结构也发生了变化，他称之为带病的组织液。在我们接触的一些患者的检验中，这些被吸拔出的东西目前只化验出是厌氧菌。

在排毒拔罐持续负压的作用下，各种各样的病态分子冲破皮肤薄膜，从皮肤表面排出，这就是在排毒拔罐疗法的吸拔过程中，为什么常常吸拔出黏稠物质等不同的物质。由于这些物质的分子结构比较大，在冲破皮肤薄膜的过程中，会产生比较强烈的疼痛感。

我们把排毒拔罐疗法拔出的脓水、黏稠物质等统称为“毒”，用“毒”代表那些难以祛除的病态物质和病灶，并且将这种拔罐方法称为排毒拔罐疗法。在我们的拔罐经历中，在脓水、黏稠物质都不再出现的时候，常常是只吸拔出几个黑紫色的血疱，我们更深刻地认为这是在体内垃圾被排出以后，身体内部的毒素被吸拔了出来。

由于罐内的负压较大，而且排毒拔罐的留罐时间较长，有足够的时间将这些不正常的组织液在负压的作用下，经皮肤吸拔出来，流向罐内。如果吸拔的时间较短，就不能充分发挥人体内呼吸的气体交换作用；病态组织液没有被完全吸拔出来就停止了拔罐，就不能充分发挥血液微循环的作用，就只能称为普通拔罐疗法，而不能称为排毒拔罐疗法。

5. 排毒拔罐疗法有帮助人体器官和组织自我恢复功能的作用

在没有拔罐的情况下，卫气通过自身的保卫功能维护人体各部分器官和组织，使它们发挥各自的功能。当受到轻度的侵袭时，卫气能够驱除侵袭，使受到伤害的器官和组织的功能得到恢复，这是卫气的一个很重要的作用。如果患者本身的血液循环系统是健康运行的，并且自身产生的新鲜血液足够的多，就很有可能自我恢复健康。这里说了两个条件，其中的一个条件是：只要患者本身的血液循环系统是健康运行的；另一个条件是：自身产生的新鲜血液足够多。

有一位患者问我们：“排毒拔罐为什么能具有自我恢

复器官功能的作用？”我们回答说：“一般情况下，由于人体内血液循环受阻，血液循环不畅，很难使治愈疾病所需要的新鲜血液自己到达所需要的部位；或者存在其他问题，使体内不能产生足够的新鲜血液，导致人体器官缺乏恢复自身功能的新鲜血液，使疾病痊愈较慢，甚至不能痊愈。如果我们能够采取措施，促进患者体内的血液循环，使血液循环通畅，就能够解决由于人体内血液循环不畅而不能帮助恢复器官和组织功能的问题；如果我们还能够解决存在的其他疾病问题，使患者自身能够产生足够的新鲜血液，就能够解决由于体内没有足够新鲜血液而不能恢复器官和组织功能的问题。恰好排毒拔罐疗法既能促进患者体内的血液循环，又能够排除病气，促进新鲜血液的生成。”

排毒拔罐的过程，能够保持足够长的留罐时间，使自身的新鲜血液和各种免疫细胞，通过血液循环，到达所需要的部位，使受到损伤的器官和组织的功能得到恢复。也许每次到达的量很少，但是，随着到达次数的不断增加，就会积累产生比较大的作用。虽然这看起来是比较原始的方法，但是却可以普遍使用，其意义是很重要的。

第三节　中医原理与人体生理学原理之间的联系

自从西医进入中国，人们就习惯了将治病的方法分别称为中医和西医，使人在感觉上将二者对立起来，并经常出现谁优谁劣的议论。

无论是中医还是西医，抑或其他医学，他们的研究对象都是相同的，都是人，都是人体。目的也是相同的，都是治疗人的疾病，只是研究问题的途径和方法不同而已，而这些不同也是由于在其自身发展过程中所对应的环境，以及科学技术与生产力发展过程的不同导致的。如果中国的科学技术和生产力的发展也经历西方的过程，中医的发展也会产生和西医同样的结果。这可以从华佗在三国时代就已经能进行手术得到证明。如果中医能够顺利地发展，即便没有西医的介入，也同样能够发展成为今天的中西医结合的医疗状态，所以，将中西医对立看待是不正确的。

任何医疗方法都要符合客观规律，都要符合人类生存的基本规律，都要符合人体生理学原理，都应当能够用客观规律来解释，否则，不会长久存在和发展起来。就像武侠小说对武功的表述："殊途同归"一样，各种医疗方法也应该存在"殊途同归"的关系。

"营"是经脉中实实在在的血液，"卫"是血液和组织中的气体，主要是氧和二氧化碳，这就是《黄帝内经》的"营卫"与人体生理学之间的联系。用人体生理学的理论，能够解释《黄帝内经》中"营卫"二气的理论，说明了中医与西医研究结果的殊途同归。

"气无血不收，血无气不行"，中医理论中的这句话很形象地描述了营卫二气"相随上下"的相互依存关系。气体存在于人体的经脉中，也就是在血液中，它对人体的生理活动进行着调节。

第四节　治病的两条途径

我们知道：中医的“气”、“血”是人体生存所必需的两种物质，营血提供人体必需的营养，卫气则起保护和调节营血的作用，调节作用就是一定程度上的治疗作用。其中的“血”，经常成为治疗疾病时的给药途径，药物疗法就是通过血液得以实现的，通过“血”的途径，是目前治疗疾病的一条特别重要的途径。

《黄帝内经》关于“气”、“血”的论述告诉了我们治病的两个途径：即通过“血”的途径和通过“气”的途径来治疗疾病。“气”和“血”同样重要，二者结合起来治疗疾病，才是比较完美的治疗方法。我们不但应该对“血”的途径治疗疾病进行研究，也应该对通过“气”的途径进行研究。

根据中医的阴阳学说，“气”是运动的，变化的，所以为阳；“血”是静止的，稳定的，所以为阴。“血”要依靠“气”的运行才能流动。阴阳是相互依存的，阴中有阳，阳中有阴。从阴阳的关系来看，阳统帅阴，阴配合阳才能发挥出更大的作用。为什么许多疾病长久服药也不见好转，就是缺乏通过“气”的方式治疗。缺乏广泛应用“气”的途径治疗疾病的系统，是一个不完整的治疗系统。

一个中国的医生，即使是一位西医，如果不知道可以通过“气”的途径来治疗疾病，那么，他对自己学科内的某些疾病不能治愈的结论很有可能是不正确的。西医主要是通过药物进行治疗的，即通过“血”的途径治疗疾病，它对某些疾病不能治愈的结论就很有可能是不正确的，它对某些疾病的治疗方法也很可能是不恰当的，甚至是错误的。

第五节 关于“元气”

正因为“气”是如此重要，中医素有“真气”、“元气”之说。民间也有拔罐是否“伤元气”和“泄元气”的疑虑。由于有“元气”之说，就有人怀疑排毒拔罐伤“元气”，将人拔虚了；有人询问排毒拔罐能否治疗虚证；也有人询问拔罐过程中“补”与“泄”的问题；还有人对在冬天是否适合拔罐提出质疑。

为了回答关于“气”所带来的问题，首先应该明确**“气”的概念**，要明确什么是“气”。

中医诊病有望“气”色一项，新鲜血液的颜色是鲜红色，是正常含氧状态下的颜色，这时大夫会说：“气色正”，“元气足”。这说明**“气”是实实在在的物质，“气”不是虚无缥缈的东西，更不是被神化了的东西**。我们根据《黄帝内经》，根据人体生理学原理，定义卫气就是氧和二氧化碳，我们认为：**中医所说的“元气”、“真气”，就是存在于人体各部分器官和组织中的氧气**。真气、元气是卫气的一部分。

我们说“真气是存在于人体各部分器官和组织中的氧气”，而不是说“真气就是氧气”。真气是与器官和组织联系在一起的，如果器官或组织的体积减少了，存在于其中的氧气减少才会被认为是伤了元气。**中医常说“先天之气”，这是指先天赋予人的整个身体和存在于其中的气体**。气和它的载体是一同存在的。如果因为手术切除了身体的某一部分，就会连同这一部分所带有的气体一同切除，当然也会失去这一部分所带有的“元气”。如果没有切除任何东西，理论上说是不会伤“先天之气”，但是，由于手术中不可避免地要有伤口缝合，不可能与手术前一模一样，所以，多少都可能造成“先天之气”的损失，只是有许多小手术对人体的影响很小而已，比如皮肤的愈合所带来的损失，常常可以忽略不计。同理，如果人体没有发生变化，那么他的先天之气也没有变化。

如果说某人先天之气不足，应当是指先天的“元气”、“真气”不足，也是指人体内有用氧气不足。如果后天将体内的疾病排除，将氧气恢复到应有的状态，则先天之不足的气，后天也是可以补上来的。

如果人体长期患病，体内有病灶的存在，拔罐可以使氧气得以流通于病灶部位，使真气到达病灶，所以，拔罐不但不能伤“元气”，反而有助于恢复“元气”的流通。清代杰出的外治专家吴师机说过：“**须知外治者，气血流通即是补，不药补亦可**。”拔罐疗法也是一种外治的方法，拔罐疗法可以提高虚损性疾病患者自身的抗病能力和调节功能，平衡机体阴阳气血，增强脏腑功能，获得不药补亦补的效果。所以说，拔罐疗法不是一种使人“虚”的治疗方法，可以是一种“补”的方法，关键在于如何运用。

【第三章】

排毒拔罐疗法被国家认可的必要性

长期以来，民间一直在应用排毒拔罐疗法治疗疾病，许多老百姓受益于此法。但是，由于没有被国家卫生部门所认可，在读者中，有相当一些人因为没有得到国家相关部门的认可而对排毒拔罐疗法持怀疑态度，虽然这不是重要的问题。

其次，我们在本书介绍了“3个要了解的问题”（P87），特别是病灶反应，这些都是排毒拔罐疗法在应用过程中经常出现的问题。在排毒拔罐疗法的传播过程中，出现过以下事情。

在《排毒拔罐疗法》一书中提到的小诊所的周医生，曾经遇到这种情况：患者的儿子看到亲人身上罐口部位烂乎乎的景象，半个多月也没好转，就将周医生告到了法院，说是医生给拔坏了，他不明白那是排毒拔罐治疗疾病必须经历的一个过程。当时法院判周医生赔偿患者500元钱，在20世纪六七十年代，500元钱也不是一个小数目。

在《排毒拔罐疗法》一书出版以后，有一位拔排毒罐以后身体明显恢复健康的患者，将这种拔罐方法介绍给了自己的一位朋友，但是她的朋友在拔起疱以后多次埋怨这位患者，无奈之下，这位患者赔给朋友500元钱，才了结此事。

也正是由于缺乏对排毒拔罐疗法的认识，在医疗事故的鉴定中，才会出现一些专家认为“拔罐疗法属于中医的治疗范畴，主要用于风寒湿痹、疼痛等多种疾病；对于皮肤破损、局部有水疱形成以及高热的患者应注意或避免使用”的结论。这些专家由于不懂拔罐疗法，不知道拔罐疗法适应证的广泛性究竟有多大，更不了解拔罐疗法对于皮肤破损、局部有水疱形成以及高热的患者具有的良好治疗作用，才做出了上述明显错误的结论。而这些不正确的结论，在被用于法律的过程中，又可能成为法官判错案的依据。因此，排毒拔罐疗法被国家卫生行政部门认可，修改关于拔罐疗法的相关条文，是非常必要的。

因为排毒拔罐疗法在生死攸关的时刻也经常发挥关键的作用，所以，排毒拔罐疗法被国家卫生行政部门认可，更是非常必要的。比如在治疗脑胶质瘤这样的疾病以及在治疗乳腺癌等疾病的时候。我们认为：绝大多数乳腺癌患者不必手术治疗，保留乳房；大多数的脑胶质瘤患者不应当手术。如果许多医院能应用排毒拔罐疗法，就可以有无数的医生能够治愈脑胶质瘤，就可以有相当多的乳腺癌患者保住乳房，免受手术之苦。许多家庭不至于因病而陷入贫困，同时又会减少不必要的药物的生产和滥用。

鉴于排毒拔罐疗法如此的重要，我们认为：应当有专业研究拔罐的医学学科，医院里也应当设立专门的拔罐科室，由专业的拔罐医生医治患者。全科医生也应当对排毒拔罐疗法有所了解，否则怎么能治愈那“另一半”的疾病呢？

【第一章】

拔罐排毒的操作方法

第一节　火罐的排毒拔罐操作方法

排毒拔罐疗法的基本手法出自于常见的拔罐疗法。常见的拔罐疗法能够治好病的“一半”，只要坚持拔罐就会获得比较好的效果。常见的拔罐疗法和排毒拔罐疗法都是拔罐疗法的一部分。在采用排毒拔罐疗法治疗疾病的时候，可以先坚持一个阶段的常见拔罐疗法，即先采用排罐或者走罐的方式，然后再采用排毒拔罐疗法。

我们最初拔排毒罐的时候使用的是广口罐头瓶，而且广口罐头瓶是最廉价、最简单的拔罐工具，所以，先介绍使用火罐的排毒拔罐操作方法。

我们没有使用市场上销售的那种圆肚的玻璃罐，并不只是为了省钱，主要是因为那种罐具空间小，不能容纳较多的脓水，所以我们使用广口罐头瓶。使用广口罐头瓶，一是吸力比较大，另一个好处是罐口压火苗的效果比较好，不容易灼伤皮肤。在使用前，我们要用细磨石将罐口磨得很光滑，这样上罐的时候不扎肉，可以减轻疼痛，否则上罐时会像刀割一样疼。我们每磨一个罐头瓶口大约都会花费半个多小时的时间，一般连续使用半年左右，罐头瓶就会出现裂纹，不能用了。

众所周知，热空气上升，冷空气下降。热往上走，火苗总是向高处窜，知道了这个基本道理，就不难掌握火罐的操作要领。

我们经常使用5~7厘米大小的报纸纸片，因为它们含油多、薄、易燃。折叠一下，点燃后投入罐内。选择一个上罐的罐口部位，先使罐口边缘接触罐口部位的一侧，再使罐口从这一侧向罐口部位的上端，再向另一侧旋转，这叫做“压住火苗”，在旋转的过程中逐渐向罐口部位的下端合罐，最后封闭罐口部位的下端（不要用快速平扣的办法），正好转一圈。一定要保证最后封闭罐口部位的下端，这是要领的关键。这样做，火苗才会被罐肚兜住，不致窜出烧伤皮肤。不论是从左向右旋转，还是从右向左旋转，还是从上向下扣罐，都可以，就是不要从下向上扣罐，也就是千万不能最后合罐口部位的上端。如果那样，火苗或热气可能随之从罐口上部窜出，烧伤皮肤。操作者动作要从容不迫，不要手忙脚乱，动作太快，易灼伤皮肤。只要掌握这个要领，无论动作多慢，都不会烧伤皮肤。罐子接触皮肤时，不要用力按，轻轻贴在皮肤上即可吸住。

排毒拔罐法操作的第一个特点是留罐时间比较长，最低的留罐时间要求在40分钟以上。在留罐的时间里，罐口部位很有可能出疱，我们以前已经介绍过。一般情况下，在留罐20分钟至半个小时的时候，就可以透过玻璃看到皮肤表面开始出现比较小的疱，逐渐变大，到了40分钟的时候，初次拔排毒罐的人可能是满罐的疱了，如果病比较多，可能是一个挨一个的疱，密密麻麻的，也可能出现脓水，没有经历过的人会感到恐惧。

起罐前，用纸巾在罐具下部接一下，避免脓水流淌弄脏衣服。

起罐时，一手拿住罐子，另一手的大拇指在罐口部位边缘皮肤松软之处向罐内的方向下按，让空气缓缓进入罐内，罐即脱落，不可硬扳或旋动，以免损伤皮肤。尽量不要着急取下罐具，多停留一会儿，这样可以减轻起罐时的疼痛。有时罐具较紧，拿罐之手可以将罐具稍微向另一手大拇指下按的方向用力推一下，帮助起罐。起罐以后，如果晾一会儿，会感到轻松。

要注意：在第一次留罐的时候，不要等罐口部位里形成了一个特大的疱再起罐，风湿较重的人经常会出现这样的情况。如果在40分钟前就开始形成一个大疱，可以提前起罐，避免疱过大，下一次上罐时压疱疼痛。有的人在上罐以前用刨针扎一扎，也可以避免产生大疱，但也只能用一两次而已。

如果留罐40分钟没有起疱，当然是件好事，至少说明没有大毛病。排毒拔罐不一定非得出疱，也不是留罐时间长就会起疱。不过有一些人在开始几次留罐40分钟没有起疱，这是因为体内的病没有活动起来，病灶比较深，但连续重罐以后，就会出疱。没有风湿病的患者往往出现这种情况。

排毒拔罐疗法操作的另一个特点是要坚持重罐，即每天在以前上过罐的罐口部位重复上罐。为了要对准以前上罐的位置，重罐的操作就不能太快，一定要找准位置。重罐的时候，一只手将罐口的一端抵住罐口部位的一侧，稍微向另一侧用力，另一只手将对侧的皮肤向罐口内推一下，帮助已经有疱的皮肤进入罐内，然后合上罐口下端，这样可以减少罐具压疱的疼痛。只要您掌握了要领，即使是眼看着火苗，比较慢地上罐，也不会烧伤皮肤的。

起罐后就要对罐口部位的疱和脓水等进行处理。

大多数的人在第一次上罐的时候，罐口部位的表面只是一些疱和脓水，脓水有多有少。一些疾病比较多的人，他们的罐口部位表面不只是疱和脓水，还会出现一些黏糊糊的、类似果冻状的东西，多的时候在罐口部位表面蒙上了厚厚的一层，这也是经常出现的。有的医生就说这是将人体内的胶质蛋白拔出来了，关于这个问题我们后面会提到。

起罐之前，我们先取一些纸巾垫在腰部，避免起罐时不小心脓水流到衣服上，然后再取一些纸巾，垫在罐具下面，以便罐具取下后接住下流的脓水。罐具取下后，用这块纸巾轻轻地在罐口部位上旋转擦拭一下，将果冻状物和脓水等擦净，然后开始挑疱的操作。

以前我们都用薄竹片削成一根竹针，将竹针剪成斜面，用斜面的尖挑疱，现在我们用牙签来挑疱。挑疱的时候，不要使牙签尖朝向皮肤，而要与皮肤平行或朝远离皮肤的方向，以免刺痛皮肤。

用牙签逐一将疱挑破，将疱中排出的脓水用纸巾吸干净以后，我们再换一张干净柔软的纸巾垫敷在罐口部位表面，用来隔开衣服，然后整理服装就可以了。若发现垫在罐口部位表面的纸巾被粘到了皮肤上，不要硬揭下来，可以将纸巾用湿毛巾润湿后脱落下来。纸巾应当干净柔软，最好是经过紫外线消毒的纸巾。

拔排毒罐所产生的疱即使不挑破，在以后的重罐过程中也会破裂，其中的脓水不会重新回到原来的病灶部位，而是通过正常的血液循环被人体吸收，再排出体外。如果不挑破，人会感到不太舒服。

挑过的疱还会继续出脓水，这说明还在继续排病。

一般情况下，刚开一个罐，头两天的疱是透明铮亮的，挑破以后能将脓水排干净，但过了两三天后，这些疱就会像棉花团一样，无论怎样挑也不会将脓水吸干净。这时不必再挑了，用纸巾蘸干净垫上就可以了。随着不断的重罐，就会逐渐拔不出脓水。这些像棉花团一样的疱中间经常出现一些发白的点状物或者其他颜色的东西。最后这些疱不再出脓水，形成痂并脱落，皮肤基本恢复正常，就可以暂时停止在这个位置的拔罐了。

当罐口部位的疱皮肤表面略微起皱，就说明排出的东西会逐渐减少了，不久就会结痂。但不要看到结痂就停止重罐，应该在疱全部脱落以后再停罐，因为，经常出现新疱顶旧痂的情况，而且，继续重罐会使皮肤恢复得更好。

如果上罐的数量较多，应按先上后下的顺序起罐。即先起身体上部的罐子，后起身体下部的罐子，避免起罐时的吸力变化给头部增加负担。

连续重罐，罐口部位会结痂，起罐以后，可以使用黑膏药等敷贴在罐口部位表面，起到润滑作用，减轻上罐时皮肤干裂的疼痛。也有患者用生豆油抹罐口部位，起润滑作用，减轻疼痛。

使用火罐的时候，上罐产生的疼痛是短暂的，但是疼痛是强烈的，一咬牙就可以坚持过去，无论多么疼痛，也得忍受，所以，火罐的力度可以比较大，效果也比较好。

在没有塑料拔罐器的年代里，许多人就是使用罐头瓶或者陶瓷罐将拔罐疗法传承至今。

第二节　使用塑料罐的排毒拔罐操作方法

古时候，拔罐的方式主要有火罐和水罐（蒸汽罐），工具多采用竹罐、陶罐，现在多采用玻璃罐和陶罐，玻璃罐常常采用广口罐头瓶。如今大量的塑料真空罐成为拔罐的主要工具，拔罐的效果与是否采用火罐没有关系。塑料拔罐的应用，促进了拔罐疗法的广泛普及，也促进了新型拔罐器械的出现。

以前，我们在拔罐治病的过程中都使用火罐，通常用广口罐头瓶。由于拔排毒罐常常吸拔出满罐的水疱，而且需要多次重罐，每次上罐的时候都可能疼痛，有时强烈的疼痛令人难以忍受；每次起罐的时候，下压皮肤也是很疼痛的，经常因为罐内负压太大而起不了罐，只好将罐头瓶轻轻敲裂纹，然后才能起下罐。特别是一般人不容易掌握火罐的重罐手法，只能由熟练拔罐的人为自己操作，所以使用火罐不太方便。

为了使更多的人自己掌握和使用排毒拔罐疗法，结合拔罐时的体会和需要，我们设计制造了一种适用于排毒拔罐疗法的塑料真空罐，我们称之为“排毒罐”。

排毒拔罐具有以下的特点：①排毒罐的罐内空间比较大，可以容纳比较多的脓水，与其他塑料拔罐相比，可以增加留罐时间，减少上罐的次数，从而起到减少疼痛的效果；②排毒罐起罐的时候，可以缓慢地向罐内充气，将一次起罐的充气过程分成几次来完成，从而减轻起罐时的疼痛；③罐口朝上时可以稳定放置，罐内的脓水不会流出来，洗刷以后，罐口朝上放置，使排气阀上的水迹自然晾干，便于搬运，适合医院和诊所使用；④排毒罐的罐内空间比较大，吸力持久，治疗效果也比较好；⑤更加方便的是患者自己可以通过较长的软塑料管在后背上罐，在前面起罐，从而方便自己给自己拔罐。

采用拔罐疗法治疗疾病，主要依靠上罐面积大来取得好效果。因为这种拔罐方法在重罐时比较疼痛，一个大的部位如果分成两个小部位上罐，就会产生两次疼痛，所以我们尽量将两个比较小的部位用一个较大的罐具吸拔。对于排出脓水比较多的罐口部位，当脓水充满罐具以后，就要起罐倒出脓水，再重新上罐，如果使用容积小的罐具，就要多遭受一次上罐的疼痛，所以最好用较大的罐具拔罐。排毒罐的容积比较大，既可以减少疼痛，又可以使负压持久，效果较好。

要做到自己给自己拔罐，就要求自己能在后背上罐，也能在背后起罐。使用排毒拔罐可以做到自己在后背上罐，然后通过一根较长的软塑料管在前面起罐。如果用排毒罐在后背拔罐起了疱，起罐前拿一些纸巾垫在裤腰上，防止脓水流到衣服上，然后自己用牙签慢慢摸索着挑疱，放出脓水。重罐的时候，虽然不太方便，可以试验着找准位置上罐。通过这样的方式，实现自己给自己拔罐。有的人胳膊有毛病，后背有的位置上不了罐，那么就应该先用拔罐治好这条胳膊的毛病，使胳膊能够灵活起来。当然也可以用两根以上的长软管，在后背多上几个罐，通过逐渐给罐内增加负压的办法减轻疼痛和防止掉罐。

排毒拔罐的排气装置是用软塑料制作的，它可以采用向罐内缓慢进气的方式，减轻起罐时的疼痛。起罐的疼痛主要是由于罐内负压变化太快，皮肤适应不了造成的。向罐内缓慢进气，使罐内负压变化缓慢，可以减轻起罐的疼痛。

由于塑料罐上罐可以分几次进行，上罐的力度又可以人为控制，疼痛严重的时候可以停止上罐，所以上罐的力度就很可能小一些，导致效果差一些。同时，由于上罐的过程分几次进行，人也要忍受几次疼痛，这一点就不如火罐了。

在用塑料罐为一些疾病较多的人拔罐排毒的时候，力度如果不够，可能导致疾病都聚集到皮肤，不能很快排出，积聚到皮肤上的病气可能使罐口部位出现红肿。当我们认识到这一点以后，就应当主动增加塑料罐的上罐力度。如果罐口部位出现红肿现象，应当加大上罐力度和时间或者次数，也能够逐渐使罐口部位恢复正常的。

一般情况下，要做到纸巾消毒并不容易，所以我们还是选用干净柔软的纸巾，每天都要将敷在皮肤表面的纸巾换下。有时候纸巾的一小部分被沾到了皮肤上，我们不要立即硬揭下来，而是在下次上罐时将纸巾扣到罐具内，纸巾被吸拔出来的脓水润湿而脱落。如果整个罐口部位都沾满了纸巾，则要用温水润湿后取下，然后再重罐。

使用塑料拔罐器治疗疾病，由于疼痛的影响，开始上罐的力度可能不够，影响治疗效果，所以，可以在上罐后10分钟再增加一些力度，以尽快治愈复杂的慢性疾病。

【第二章】

罐口部位的划分方法

拔排毒罐的时候，罐口部位如何选取对于加快治疗的进程和治疗的效果有直接的影响。虽然拔罐疗法确定罐口部位的精确程度不如针灸对穴位的要求那样严格，但是，我们应该知道罐口部位的中心位置。

根据排毒拔罐疗法的治疗特点，罐口部位主要分布在与五脏六腑相对应的体表皮肤的皮部区域。比如：肝在胸腹和背腰的右半部，所以在背部相对应的皮肤表面有肝区、肝上尖区、肝下尖区这三个区域对应肝脏的部位。腹腔左上部是脾，所以，在背部左半部有脾区、脾上尖区、脾下尖区对应脾脏的部位。此外，还有心区、肺区、肾区、胃区等。

我们将每个人的前胸和后背按区域划分成固定数量的罐口部位，由此确定所用罐具大小，这种方法的直观性强，简单易掌握。罐口部位的大小是以排毒罐的大号罐（罐口直径7厘米）参考确定的。

一、胸腹部罐口部位

1. 胸腹部罐口部位的划分

从喉咙向下，经过肚脐的一条中心线将胸腹分为左右两部分，任脉循行于此中心线上。

自喉咙下的凹陷处开始，向下至肚脐的上边缘，有4个罐口部位：心口窝以上为华盖区；心口窝为前心区；心口窝以下至肚脐的上边缘有两个罐口部位，为胃脘区、肠区。

肚脐中心为一个罐口部位，为脐中区。

肚脐下为一个罐口部位，称为气海区或小腹区。

这样，在胸中线任脉循行的路线上有6个罐口部位。它们可以互相交叉，即互含另一罐口部位的一部分。

以乳中线和胸中线连线中点，向上和向下延伸成一条直线。在这条直线两侧各有4个罐口部位。由上而下分别是左胃区，右胆囊区，左、右肠区，左、右结肠区，左、右小腹区，它们分别与胸中线上的胃脘区、肠区、脐中区、气海区相邻并互含。

乳中线上有前肺尖区（或称中府区），左乳根区、右期门区，左、右腹区。

两侧胸腹部有大包区和章门区。

2. 胸腹部常用罐口部位详解（图1）

华盖区（编号1）：前胸正中线上，在咽喉的凹陷与心口窝的凹陷之间。一般情况下，先用略小一点儿的罐具上罐，再用大一号的罐具重罐，有条件用异形罐更好。它是前胸中间位置最靠上的一罐，含任脉的华盖、紫宫、玉堂三穴。

【主治】咳嗽、咽肿、气喘、喉痹、呕吐、两乳肿痛。

本区治疗肺部疾病、气管、食道效果比较好，特别是治疗咳嗽，效果比较明显。上罐以后，咳嗽的震

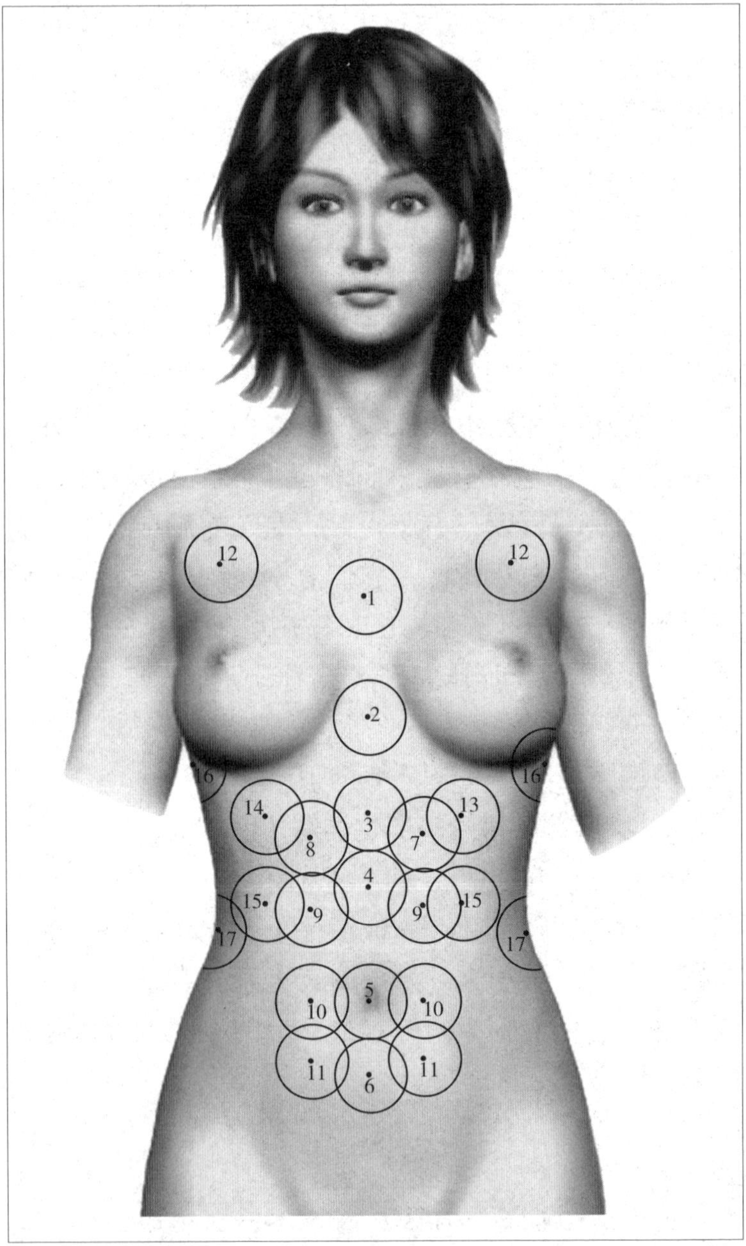

图1　胸腹部罐口部位示意图

动可能会引起疼痛，所以，患者在上罐的同时，最好准备一杯温水，每当咳嗽开始前，咽一小口水，压住咳嗽，减少震动。一般来说，40分钟下来，就能饮用一杯水。

常拔此部位，可提高人体免疫力，很少患感冒。

前心区（编号2）：即心口窝。

【主治】咳嗽、呕吐、咯血、哮喘、心痛、胸痛、惊悸、癫痫。

此区含鸠尾、巨阙两穴，肝左叶在鸠尾穴下，巨阙为心之募穴，对医治心脏病有很大的作用，应该在其他脏腑已经开罐一段时间以后再上罐。

胃脘区（编号3）：在心口窝的凹陷处下方。上罐时，罐具的上边缘按在凹陷处的下边缘。

【主治】腹痛、腹胀、腹泻、积食不化、肠鸣、呕吐、纳呆、心中烦热、惊悸、癫痫。

此区含任脉的上脘、中脘两穴，所以称为胃脘区，主治胃部疾病。

肠区（编号4）：与胃脘区相邻，上罐时，罐具的下边缘接近肚脐。

【主治】腹痛、腹胀、腹泻、积食不化、肠鸣、呕吐、痞块。

此区与胃脘区一样，主治胃肠部疾病。

脐中区（编号5）：肚脐中央为罐口部位的中心，含水分、神阙、阴交三穴。

【主治】腹痛、腹胀、腹泻、水肿鼓胀、反胃吐食、淋症、大小便不利。

脐中区是一个重要的上罐部位。根据全身血管的分布图，脐中区位于腹主动脉，肠系膜上下动脉以及髂总动脉等血管的体表部分，是腹部和两条下肢动脉的汇合处。吸拔脐中区对治疗腿部疾病有很好的作用。有人说肚脐不能上罐，但根据我们的实践经验，肚脐是可以上罐的，而且上罐以后能够治疗许多病症。本区的阴交穴为冲、任、肾三脉交会之处，本区也是平衡阴阳的重要部位。

气海区（编号6）：含阴交、石门、气海三穴。上罐时，罐具的上边缘接近肚脐，含关元穴。应该用较大一点儿的罐具，使肚脐下只上一罐即可覆盖小腹。

【主治】腹胀、大小便不通、月经不调、带下、崩漏、阴部多汗湿痒、盆腔炎、遗精、遗尿、尿频、尿急、前列腺炎等。

本区石门穴为三焦之募穴，对治疗男科、妇科疾病有很好的治疗效果。

左胃区（编号7）、**右胆囊区**（编号8）：在乳中线和胸中线连线中点向上和向下延伸成的一条直线上，与胃脘区相邻。上罐时，罐具的边缘要接近胸中线。

【主治】不思饮食、呕吐、腹胀、腹痛、胃脘痛、消化不良。

左胃区主要用于配合胃脘区治疗胃肠疾病；右胆囊区治疗胆囊疾病。

左、右肠区（编号9）：与肠区相邻。

【主治】呕吐、腹胀、腹泻、消化不良、心烦、遗尿、癫狂及胃肠疾病。

左、右结肠区（编号10）：位于肚脐两侧。

【主治】呕吐、腹胀、腹痛、腹鸣、消化不良、久泻不止、便秘、小便不利、体热、水肿、虚损劳弱。

本区对治疗急慢性胃肠炎、肾炎、高血压、肝炎、胆囊炎、阑尾炎、胃肠功能紊乱、痢疾以及腰部疾病有重要的作用。

左、右小腹区（编号11）：位于脐中区斜下方，气海区旁。

【主治】腹胀、腹痛、腹泻、便秘、小便不禁、月经不调、前列腺病及胃肠疾病。

本区所含足少阴肾经之中注穴为足少阴肾经与冲脉之会穴，“中”指五中，即五脏；“注”乃流注，五脏之气，皆由此转注。对治疗妇科和男科的疾病有较好的作用。

前肺尖区（编号12）：属手太阴肺经，自前胸中线旁开，平第一肋骨间隙处，至肩头与第一肋骨间凹陷处取之。含中府、云门两穴，又称中府区。

【主治】烦热、恶寒、皮肤痛、面浮肿、咳嗽、气喘、胸痛、肩背痛、肺胀满、胳膊不举。

本区的中府穴为手太阴肺经之募穴，手、足太阴经气聚结之处，是治疗肺结核等肺部疾病的上罐部位，同时，也是治疗上肢疾病的重要部位。

左乳根区（编号13）、**右期门区**（编号14）：胃脘区旁开，肋骨下沿处，直对乳中，含足厥阴肝经的期门穴。

【主治】目眩、咳嗽、反酸、饮食不下、胸胁胀满、心痛、乳痛、胃脘部痛、腹坚硬。

左乳根区位于左心室下，对治疗心脏病很重要，但是不要先开此罐，待肝、脾、肾区都吸拔一段时间以后再开此罐。期门穴为肝之募穴，为足太阴脾经、足厥阴肝经、阴维三脉交会穴。期门区也是一个重要的上罐部位。当自己为自己拔罐，不方便在后背上罐时，在前胸这个部位上罐治疗肝病，相当肝区的作用。

左、右腹区（编号15）：在乳中线上，左乳根区和右期门区的下面。

【主治】腹胀、腹水、消化不良、便秘、小腹寒痛。

本区对治疗肾炎、肝炎、肠炎、阑尾炎、胃肠功能紊乱、附件炎等有较好的作用。

大包区（编号16）：位于腋下，自心口窝外开至腋中线上，第六肋间隙中取之。属足太阴脾经，含大包穴。

【主治】全身疼痛、咳喘、胸胁胀痛、四肢弛缓无力、淤血凝滞。

本区的皮肤肌肉比较嫩，上罐比较疼痛，所以尽量先将后背吸拔彻底再上此罐。身体疾病多的人在这一罐区吸拔时经常是满罐的脓水和疱。大包穴为脾之大络。由于脾之大络统领全身诸络的络脉，所以，大包区这一罐很重要。

章门区（编号17）：侧卧，肠区旁开，与腋下第十一肋尖端下缘相交处取之。含足厥阴肝经的章门穴。

【主治】面肿、呕吐、胁肋痛、腹胀、腹水、肠疝痛、尿少溺黄、腰痛、髀枢痛、腰背冷痛不得转侧。

本区含京门、章门、带脉三穴。京门穴为肾之募穴，可以治疗肾脏疾病；章门穴是八会穴之一的脏会，治疗肝脏等内脏疾病；带脉约束“任、督、冲”三脉。所以，章门区是要经常被选择到的部位，但因为该区上罐较痛，故可以后上罐。

【记忆要点】胸中线从上至下为①华盖区；②前心区；③胃脘区；④肠区；⑤脐中区；⑥气海区。

乳中线和胸中线连线中点，向上和向下延伸成的一条直线上有⑦左胃区；⑧右胆囊区；⑨左、右肠区；⑩左、右结肠区；⑪左、右小腹区。

乳中线上有⑫前肺尖区；⑬左乳根区；⑭右期门区；⑮左、右腹区。

两侧胸腹部有⑯大包区；⑰章门区。

二、背腰部罐口部位

1. 背腰部罐口部位的划分

从大椎至腰部的凹陷处有7个罐口部位。凹陷处为腰中区，再向下为尾根区。

大椎向下至尾根分别为：大椎区、神道区、后心区、后胃区、后肠区、命门区、腰中区、尾根区，共8个罐口部位。

后背两侧的肩胛骨距离脊椎最近的边缘与脊椎连线的中点，上下成一条直线，在这条直线上排列8个罐口部位，与脊椎上的8个罐口部位相邻并相含。这些罐口部位包括了五脏六腑的腧穴，对治疗脏腑疾病有很大的作用。它们由上而下分别是：左、右肺区，心俞区，血会区，脾（肝）上尖，左胰区，右胆区，肾俞区，左、右腰区，中膂区。两侧各8个罐口部位。

靠近肩膀顶部有侧颈区。

以肩胛骨内边缘上下成一条直线，有5个罐口部位，它们分别是：后肺尖区（或称天秉区）、肝（脾）区、肝（脾）下尖区、肾区、侧腰区。每个罐口部位与相邻的罐口部位基本平行并互含。

以上两列罐口部位都是十二经脉中足太阳膀胱经循行路线上的腧穴所在部位（见图2背腰部罐口部位示意图）。

2. 背腰部常用罐口部位的中心位置（图2）

大椎区（编号1）：属督脉，含大椎、陶道两穴。正坐低头，第七颈椎与第一胸椎棘突之间的凹陷处取之。即低头，颈后第一块高骨下凹陷处。上罐时，将颈后的第一块高骨扣进罐具的上沿即可。

【主治】高血压、头痛、感冒、失眠、虚汗、骨蒸、发热恶寒、痹证、颈项强痛不能回顾、咳嗽、哮喘、呕吐、腰背痛、癫痫、疟疾、狂证、黄疸、抽搐。

大椎区是一个必须要吸拔的部位。大椎区的皮肤比较粗糙，耐疼痛，大多数的人都能承受。大椎区属于督脉，从首先疏通任、督二脉，提高人体自身免疫力的角度上看需要吸拔大椎区；从经络循行的方向上看，阳经是从头向下行的，为了把头部的疾患吸拔

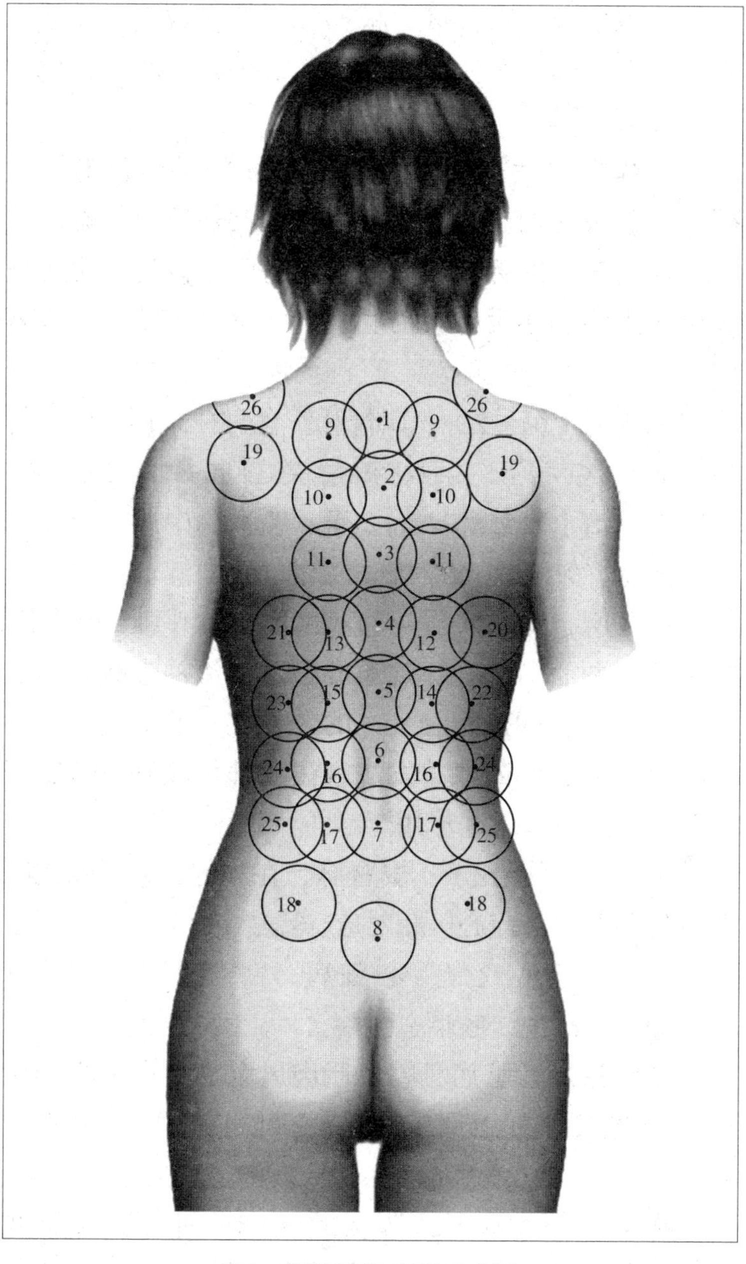

图2　背腰部罐口部位示意图

出去，也要吸拔大椎区；根据以往大多数人的实践来看，真正的颈椎病，吸拔大椎的效果都比较好，比较明显。

连续吸拔大椎区，可能使这部分肌肉粗糙，发硬，看起来比周围高一块，都是正常现象，停罐以后就会恢复皮肤的弹性，如果较长时间未恢复，说明该部位所患疾病还没有拔彻底，病气聚在皮肤上，散得较慢。

神道区（编号2）：属督脉，含身柱、神道两穴。在大椎区下，第五、第六胸椎棘突之间的凹陷处取之。

【主治】发热恶寒、头痛、咳嗽、中风、小儿惊痫、抽搐、失眠。

本区所含身柱穴居两肺俞之间，治疗肺部疾病；神道穴在两心俞之间，气通心俞，主治神志病。本区对治疗心、肺的热病有良好的效果，一般情况下，由于心火大而引起的感冒发烧吸拔此部位较好，特别是儿童，往往一罐就起作用。

后心区（编号3）：属督脉，在第七、第八胸椎间凹陷处取之，与前心区相对应。

【主治】心绞痛等心脏病，寒热、颈强、腰背痛、痈疽、疔疮、咳嗽、气喘。

本区治疗心脏病、腰背肌肉风湿症，主治心神疾患。应将其他脏腑部位吸拔一个阶段以后，再吸拔此区。

在突犯心绞痛时，吸拔此区15分钟可以缓解病情，在没有药物的情况下可作为急救措施。

后胃区（编号4）：在后心区下面，第十胸椎棘突下。

【主治】痉挛、抽搐、寒热、脊背痛、胃脘痛、肝病。

本区位于肝俞中间，主治肝部疾病，对应前胸的胃部，可治疗胃炎等胃部疾病。同时，对增生性脊椎炎、腰背风湿症、精神分裂、癔病等都有治疗作用。

后肠区（编号5）：属督脉，在第十一、第十二胸椎棘突间凹陷处取之，含脊中穴，对应胸腹部肠区。

【主治】癫痫、呕吐、鼓胀、胃脘痛、消化不良、腰脊强痛不能俯仰。

对于胃病、肝炎、肝硬化、痔疮、脱肛、增生性脊椎炎、腹部疾病，可在此区上罐。

命门区（编号6）：属督脉，含悬枢、命门两穴。在第二、第三腰椎棘突间凹陷处取之，在后腰的凹陷上端。

【主治】水肿、失眠、腰痛、腹痛、月经不调、高血压、低血压、脊椎炎、胃炎、肠炎、阳痿、早泄。本区命门穴在两肾俞之间，主治肾脏疾病。

腰中区（编号7）：属督脉，含腰阳关穴。在后腰的凹陷处取之，位于第四、第五腰椎棘突间凹陷处。

【主治】腰骶痛、腰间盘脱出、坐骨神经痛、下肢痿痹、遗精、阳痿。

腰区治疗下肢，下肢有病，可拔此区。为疏通督脉，应大椎区、腰中区同时上罐，以便上下对应。有人认为腰间盘脱出不应拔此区，担心影响腰间盘，其实不然。应该同时在腰中区对应的前胸腹部的脐中区及其附近上罐，将病更多地从前面吸拔出去。腰中区经常是腰间盘脱出的部位，应该坚持吸拔，将病灶吸拔干净。

尾根区（编号8）：属督脉，含腰俞穴及上髎、次髎、中髎、下髎穴。上罐时尽量向下靠。

【主治】下肢麻痹、发热无汗、腰脊强痛、痔疮、大便出血、遗尿、感冒、前列腺等男科病、妇科病、坐骨神经痛、腰肌劳损、膀胱炎等。

本区之腰俞穴，主管传送肾之经气入腰，终于尾脊。因其接近任脉，故取此区疏通任、督二脉。

肺区（编号9）：属足太阳膀胱经，含大杼、风门、肺俞三穴。位于肩胛骨边缘距脊椎最近处与脊椎连线的中点处，在大椎区斜下取之。

【主治】感冒、发热、抽搐、伤风咳嗽、头痛、胸背痛、胸膜炎、痈疽发背、脑出血、颈椎病、增生性脊椎炎、落枕。

本区依肺而取，顾名思义，要从肺脏取罐口部位，主治肺脏疾患。本区之大杼穴为手足太阳、少阳之会穴，又是八会穴之骨会。风门穴为风邪侵入之门户，也是吸拔风邪的途径。因此，本区是常用的罐口部位。平时为避免受风，大椎两侧不宜裸露，特别是在睡眠之时。

心俞区（编号10）：属足太阳膀胱经，含厥阴俞、心俞两穴。第五胸椎棘突旁开，神道区旁。

【主治】牙痛、咳嗽、癫痫、呕吐、失眠、惊悸、健忘、胸闷、心痛、心胸烦闷。

本区之厥阴俞为手厥阴心包经脉气转输之处，心俞为心脏脉气转输之处，因此，本区主治心脏疾患。

血会区（编号11）：属足太阳膀胱经，含膈俞穴。位于后心区旁，上罐时，罐口边缘接近脊椎。

【主治】发热恶寒、心痛、腹痛、咳嗽气喘、吐血、背痛脊强。

本区的膈俞为八会穴的血会，凡血分之疾，当拔血会区。

肝（脾）上尖区（编号12、13）：含足太阳膀胱经的肝俞、胆俞、脾俞三穴。第九胸椎棘突旁开，后心区旁。在后背两侧肩胛骨的下面，左面是脾，右面是肝。

【主治】癫狂、眩晕、头痛、中风、咳嗽、脊背痛、脑出血、精神分裂、癔病。

本区在后胃区两侧，左侧为脾上尖区，治疗脾部疾病；右侧为肝上尖区，治疗肝胆疾病。

胆区、胰区（编号14、15）：属足太阳膀胱经，含脾俞、胃俞。在后胃区旁，脾上尖区、肝上尖区的下面，第十一、第十二胸椎棘突旁开，右面为胆区，左面为胰区。

【主治】水肿、黄疸、呕吐、咳嗽、胃病、肝病、胆病、胰腺疼痛。

本区之脾俞穴近脾脏，胃俞穴近胃腑。人体的胰腺在胃、十二指肠后面，胰尾接脾，胆囊在右肝叶下部。此部位为治疗胃、肝、胰腺疾病的常用部位。

肾俞区（编号16）：属足太阳膀胱经，含三焦俞、肾俞、气海俞，在命门区旁。

【主治】水肿、头痛、腹水、腹胀、痢疾、肠鸣、夜盲、耳鸣、喘咳、糖尿病、失音、遗尿、遗精、阳痿、早泄、妇科病、腰骶痛、脚膝拘急。

本区之肾俞为肾脏经气转输之处，三焦俞为手少阳三焦经经气转输之处，本区为阴阳调节之处。

腰区（编号17）：属足太阳膀胱经，含大肠俞、小肠俞和关元俞，在腰中区两侧。

【主治】腰脊强痛、腰骶痛、腰肌劳损、腹胀、腹痛、腹泻、便秘、小便不利、遗尿、痛经、糖尿病、男科病、妇科病。

中膂区（编号18）：属足太阳膀胱经，在尾根区两侧。

【主治】腰脊痛、腰骶神经痛、腰肌劳损、坐骨神经痛、类风湿性关节炎、肾炎、前列腺炎、阴部湿痒肿痛、筋挛痹缩、膝脚不遂、痔疮、下肢瘫痪。此区宜采用大口径的罐具上罐。

后肺尖区（编号19）：在左、右肺区旁，肩胛骨内边缘上端。

【主治】颈项强痛不能回顾、肩背拘急、肩关节周围炎、上肢麻木不举、咳嗽、气喘、感冒、落枕、颈椎病、肺炎、肺结核。此区又称天秉区，与中府区相对称，在肩后。含天宗、秉风、天髎三穴。

采用真空排毒拔罐疗法治疗上肢的疾病，一般只要在中府区和天秉区对称上罐，就可以治愈上肢的疾病，因为这两罐的吸力足以达到手指。

肝区、脾区（编号20、21）：在肩胛骨边缘下，与后胃区平行，人体肝脏和脾的体表部分。

【主治】头痛、头晕、呕吐、食不下行、背痛、胸胁痛、泄泻、小便赤黄、身热、黄疸、心血管疾病、糖尿病、风湿、类风湿性关节炎等。

本区在后背的右面是肝区，左面是脾区，左脾右肝这四个字是要记住的，是最常用的部位。左面的是脾区，脾生血，提高人体免疫力；右面的是肝区，肝藏血，血液运行都要经过肝脏，所以是最经常吸拔的部位，从以后的讲解中也可以看出来。

肝（脾）下尖区（编号22、23）：在肝区的下面，与督脉上的后胃区平行，单独取此部位，可以在肩胛骨下边缘向下再隔开一个罐口部位来确定本区。

【主治】与肝区相同。也是治疗肝、脾疾病的重要部位。

肾区（编号24）：第一、第二腰椎棘突外开，在肾俞区旁，人体肾脏的体表部分。

【主治】两肋急痛、腰脊强痛、水肿、肝病、胃病、乳腺炎、肾脏疾病。

本区内部是肾脏，为左、右肾区，如遇到有关肾脏的疑难病症，应该在吸拔肝区、脾区的同时，也吸拔两个肾区。

侧腰区（编号25）：与腰中区平行，与左右腰区相邻，在肾区下。

【主治】腰腿痛、下肢疼痛、瘫痪、风湿性关节炎、肾炎。

侧颈区（编号26）：位于大椎与肩头连线中点的肩顶。

【主治】头痛、眩晕、失语、咳嗽、肩背痛、肩背风湿痛、肩关节炎、上肢麻痹、感冒、扁桃腺炎、颈淋巴腺炎、颈椎病、落枕。

每个人的胸腹和背腰的罐口部位划分出来以后，再按大于每个罐口部位的尺寸选用合适的罐具。通过这样的方法选择罐具可以避免由于高矮胖瘦不同引起的不便。

沿脊椎督脉的循行路线有①大椎区；②神道区③后心区；④后胃区；⑤后肠区；⑥命门区；⑦腰中区；⑧尾根区。

肩胛骨边缘距脊椎最近处与脊椎连线的中点上下所成的直线上有⑨肺区；⑩心俞区；⑪血会区；⑫肝上尖区；⑬脾上尖区；⑭胆区；⑮胰区；⑯肾俞区；⑰腰区；⑱中膂区。

肩胛骨边缘距脊椎最近处上下所成的直线上有⑲后肺尖区；⑳右肝区；㉑左脾区；㉒肝下尖区；㉓脾下尖区；㉔肾区；㉕侧腰区；㉖侧颈区。

三、下肢部分罐口部位详解

环跳区：又称股骨区，属足少阳胆经，在骶管裂孔与股骨大转子最高点连线外1/3与内2/3交界处，也可在大腿侧中线与尾骨尖的交点处取之，或在大腿侧的凹陷股骨头处为中心取之。

【主治】坐骨神经痛、风湿、类风湿性关节炎、腰脊痛、下肢瘫痪麻痹。

内、外膝眼：膝盖两侧的凹陷处。上罐时，在膝盖两侧只要选取能上罐的部位即可，尽量用较大一些的罐具。

由于下肢比较长，罐具的吸力到达得比较慢，所以，采用排毒拔罐疗法治疗下肢的疾病，可以辅助采用在膝盖附近上罐的办法，来加快治疗的过程。对于坐骨神经痛、风湿、类风湿性关节炎、下肢麻痹麻木等下肢疾病，都有较好的效果。当然，前胸和后背五脏六腑部位的吸拔要先进行。

由于带脉统领任、督、冲三脉，实际应用中，围绕腰带一圈的部位是要经常选择的。

以上各区的位置，都是指罐口部位的中心位置，上罐以前，要根据人体高矮胖瘦情况，决定罐口部位的中心位置和罐口部位的大小，然后选择合适的罐具。

在这里只是介绍了一些我们常用的上罐部位，采用这种方法治疗疾病，每个人都可以结合具体情况，决定自己的上罐部位，找出更合适的上罐部位。

【第三章】

拔罐排毒必须知道的常识

第一节　留罐时间的选择

以往我们确定排毒拔罐的留罐时间是40分钟，这是留罐时间的最低下限。根据《黄帝内经》，营卫二气在人体内一昼夜运行50周，即50圈，一天一夜是24小时，我们近似认为气血在人体内每半小时转一圈，但是我们不应该正好留罐半小时。结合我们的实践经验，一般情况下，在刚刚上罐或者重罐的时候，会感到疼痛，这是由于皮肤不能很快地适应罐内负压的变化产生的，一两分钟以后，皮肤适应了负压的变化，疼痛就会消失。在留罐接近半小时的时候，就又会感到罐口部位的疼痛开始逐渐加剧，这个时候不用看表就能知道基本是接近30分钟了，再坚持10分钟起罐，这样我们确定了最低40分钟的留罐时间。

如果身体比较健康，只是为了保健或者为了治疗刚患上的比较轻微和易于治疗的疾病，不希望在皮肤上留下拔罐的痕迹，我们可以每次留罐30分钟以内，在起疱以后不再重罐，待疱消退了以后再上罐，多吸拔几次，也可以达到治愈疾病和保健的目的，这就是我们所说的常见的拔罐疗法。

如果治疗疾病时留罐时间30分钟仍感到效果不理

想，那就应该至少留罐40分钟，而且要坚持每天重罐，直到结痂，痂脱落，皮肤基本恢复正常再停罐，并且在自己能承受的范围内，上罐的力度尽可能大，也就是坚持排毒拔罐。

如果是治疗一些久治不愈的慢性疾病和疑难病症，则必须留罐40分钟以上，并且坚持每天重罐，直到结痂，痂脱落，皮肤基本恢复正常再停罐。在停罐一个阶段以后，还应该再继续重罐，如果继续重罐留罐时间40分钟不再出东西，那么可以将留罐时间增为50分钟。连续重罐50分钟也拔不出东西，停罐十天半个月以后，继续重罐，每次留罐时间1个小时，看看还能否拔出东西。中间停罐时间的长短，可以根据患者身体状况确定。身体比较弱的人，可以停罐时间稍长一些，待体力恢复一些再开始拔新的一轮排毒罐。身体素质较好的人则不必停罐，或者少停几天。

根据我们对留罐时间的观察，对于气血难以经过的部位，如头部、手、脚部位的疾病，应当通过增加留罐时间达到治疗效果。连续拔罐半年以上的患者，在留罐的时候经常感到脚心痒得很，这就是由于连续拔排毒罐使经脉疏通的感觉，说明负压的作用已经到达了脚心。这也说明：留罐时间长，一方面表现在每一次的留罐时间要尽可能地长，另一方面也体现在每个阶段拔排毒罐的时间要长。

排毒拔罐疗法要求每个罐口部位每天至少上罐一次，以罐口部位皮肤基本恢复正常为一个疗程。在出病高峰期间，罐口部位痒很强烈的情况下，可以每日上罐2～3次，甚至更多次，但应适当拉开上罐时间的间隔，如早、午、晚，甚至半夜均可上罐。体质较好的人可以一天重罐两次，但是不要连续超过一个月，因为重罐时间久了，全身疾病都活动了起来，需要的体力也多，身体现有的体力可能不够用，会让人感到身体虚弱。

在拔罐的不同阶段，留罐期间有不同的疼痛感觉。

当一个人刚开始拔排毒罐进行重罐的时候，开始的一两分钟会感到很强烈的疼痛，一会儿就不再疼了。继续留罐25～30分钟，会感到疼痛又逐渐强烈，再继续坚持10多分钟起罐。虽然这个阶段经常是满罐的疱，因为患者初次接触，还是比较愿意上罐的。

当40多分钟也不再能拔出东西的时候，我们就逐渐增加留罐时间到1个小时，这个阶段罐口部位不再是满罐的疱，但是从上罐一开始就疼，而且夹杂着说不出的滋味，心烦意乱，持续的疼，一直到50分钟或者1个小时，此时患者心里实在不愿意上罐。为了治病，虽然不愿意，还是要坚持留罐。

一般情况下，留罐时间越长，吸力越大，效果越好，但对于一些体质较弱的患者或者危及生命的疾病则不能留罐时间太长。

第二节　排毒拔罐疗法的疗程

许多人问：“拔排毒罐多长时间为一个疗程？”我们的回答是：拔排毒罐不分疗程，如果说有疗程的话，那就是在经过连续重罐以后，罐口部位的疱结痂了，痂也脱落了，不再起新的疱，这个时候就可以停罐了，也可以说是一个疗程了。

连续重罐是指每天每个罐口部位都应该至少拔1次排毒罐，每次留罐时间至少40分钟。如果有事情不能拔，中间也可以停一两天，没有大的影响，只不过治疗过程慢一点儿。一般停罐最好不要超过1天。

对于长期慢性病患者和体质较弱的人，在连续重罐起疱结痂脱落以后，应当停罐一段时间，恢复一下体力，待身体得到恢复，再开始新的一疗程拔排毒罐的过程，例如久患糖尿病的患者，年纪较大的患者，应当注意这一点。一般在拔罐一个月左右，最好休息一段时间。

由于上罐时罐具内的负压变化比较大，罐口部位会产生比较强烈的疼痛，许多人难以忍受这样强烈的疼痛，因此在使用塑料真空拔罐器上罐的时候，开始阶段排气的力度可能小一些，因为感觉到疼痛了，就以为是罐的力度比较大了，于是就停止了继续上罐的过程。其实，这种情况下，上罐的力度经常是不够的，罐内负压经常是比较小的，病气向外排的程度就可能小一些，脓水和病灶就可能没有尽可能多地排出来。因为力度较小，脓水和病灶越出越少，罐口部位很快就结痂、脱落，一些人以为这是拔好了。其实，如果这时候增加力度继续拔排毒罐，还可能继续拔出脓水等病灶来，所以，还应该继续增加力度，继续拔排毒罐。因为已经拔过一段时间，皮肤对疼痛的感觉已经有了适应，继续增加上罐的力度不会感到特别疼痛。不要以为第一遍拔排毒罐，皮肤不出东西就是拔好了，还应该继续重罐。如果开始承受不了强烈的疼痛，可以逐渐增加上罐力度，疾病痊愈的过程虽然可能长一点儿，但是终究会拔好的。

在休息几天以后，继续增加上罐力度，继续吸拔，一直到无论上罐的力度多大，皮肤表面都不会感到吸力在增加，然后，留罐50分钟或1小时，罐口部位都不会再出东西，出过的也都结痂并恢复正常，才可以真正告一段落，停止拔排毒罐的过程。以后，我们每隔一两年，吸拔一个阶段，巩固健康。

对于体质比较好的人，上罐个数的多少没有什么限制，上罐个数越多，效果也越好。但是，对于长期慢性病人和体质弱的人，同一个阶段上罐的个数不宜太多，同一时期，最多上罐5～6个，以避免和减少在拔排毒罐过程中出现虚弱无力的现象。

第三节　排毒拔罐疗法的缺欠

我们在元气一节中提到过“补虚”的问题。

我们不能将排毒拔罐疗法说得多么多么好，作用是如何如何大，因为那是不现实的。排毒拔罐疗法也有它的局限性，比如说，胳膊腿断了它就不能接。世界上的疾病种类多种多样，我们不可能一一说到。

人体“虚”的概念是气血不足。产生体虚的原因主要有经脉不通畅和营养不足两方面。排毒拔罐能够消除经脉不通畅所引起的身体虚弱，对于补“虚”的问题，只能说：拔排毒罐可以通过气血流通达到补虚的效果。排毒拔罐疗法不能直接为患者提供能量，不能直接为患者提供营养，所以不能治疗由于营养不足造成的虚证。

清楚了这个道理，采用这种方法治病，就要求患者注意饮食，注意营养的均衡和供给，不要刻意不吃某种食物，以免造成营养缺乏。如果有足够的营养供应，排毒拔罐的效果会更好，特别是医治疑难疾病的时候。经历长时间的排毒拔罐效果不太明显的时候，就应当考虑营养补充的问题了。

对于一般的长期慢性疾病，不会在短时间内危及生命的疾病，只要正常饮食就可以保证人体所需要的营养，不必考虑“食补”的问题，尽管可能出现浑身无力等虚弱的感觉，这些都是正常的，因为人体会有一个调节的过程，有自动恢复的过程，不必担心。当然，同时考虑“食补”的话，效果会更快、更好。对于那些短时间内危及生命的疾病，则必须要考虑到“食补”的问题。

拔罐疗法是一种外治的方法，即通过皮肤表面治疗疾病。拔排毒罐通过气血流通达到补虚的效果，能够治疗由于经脉不通畅造成的虚证，我们称之为“气补”。但是拔罐疗法不能治疗营养不足所造成的体“虚”，这就是排毒拔罐疗法的缺欠。

由于排毒拔罐对距离罐口部位较远处的部位也能够产生影响，也就是能够将负压所影响到的所有部位的病灶都活动起来，为了使“真气”都能进入病灶部位，需要的新鲜血液就可能比较多，但是又不可能在短时间内得到充足的供应，所以可能引起身体的暂时虚弱，这属于营养不足的范围，一般情况下随着拔罐的进行，随着胃肠功能的不断增强，身体的虚弱情况会逐渐好转。

第四节　排毒拔罐疗法的常用技巧

在拔排毒罐的时候，经常会面对如何选取上罐部位的问题，在拔的过程中也会出现一些需要解决的问题，在此提出以下几条，供实际应用时参考。

一、先在胃肠区上罐的措施

由于排毒拔罐疗法能将人体内的许多疾病活动起来，所以要求提供人体更多的营养和能量，提供更多的免疫细胞。但是，排毒拔罐疗法又不能为人体提供营养，这就要求人体的吸收功能尽可能的好。然而拔罐的患者往往胃肠功能不是十分好，而且经常胃肠有问题，甚至就是胃肠有病。在长期慢性病人的拔排毒罐过程中，就要求能够同时在胃肠区上罐，帮助胃肠健康起来，有利于拔罐疗法的进行。

许多人主要通过吃药的方法排除疾病，吃药主要通过消化系统吸收，若消化系统出现问题，则不能顺利地治病。当我们明白了这个道理，就应该先将消化系统医好，使身体恢复，增强排病的能力，这主要通过吸拔胃肠区来实现。

在吸拔胃肠区的时候，要注意罐口部位离左乳根稍微远一些，避免引起心脏的反应。因为有过连续拔胃肠区引起心跳加快的现象，虽然是病灶反应，还是尽量减轻为好。

二、增强患者自身调节功能的措施

在人体的经络中，奇经八脉如同自然界的湖泊，十二经脉如同自然界的大江大河。湖泊对大江大河起着调节的作用。当大江大河的水多的时候，流到湖泊储存起来；当大江大河的水少的时候，湖泊储存的水又会回流到江河中去。奇经八脉对十二经脉，也起这样的调节作用：当十二经脉的经气过盛时，由奇经八脉储存起来；当十二经脉的经气不足时，由奇经八脉的经气加以补充。

治疗疾病和提高自己的健康状况，也应该加强自身的调节功能。这就要先疏通奇经八脉，因为奇经八脉中只有任、督二脉有自己的腧穴，所以要先疏通任、督二脉。

督脉中，大椎区在背腰的上部，尾根区在背腰的下部，热火在上，寒湿在下，一上一下，吸拔这两个部位对疏通督脉有很大的帮助。尾根区接近任脉，为了帮助疏通任脉，可在尾根区上罐。

任脉之中，前胸上部只有华盖区方便上罐，胸腹的下部可以选脐中区或气海区上罐，帮助疏通任脉。当然，也可以在任、督二脉上多选几个上罐部位。

我们也都知道，人体的神经细胞主要存在于脊髓之中，所以吸拔脊椎能够促进神经细胞的产生和流动，有助于增强各器官自我恢复功能的能力。

前述的由于患妇科疾病引起任、督二脉不通畅，致使身体内有气感或者感到体内有火烧的感觉，这种情况下就应该先加强任、督二脉的疏通，在肚脐或气海区上罐。

三、减轻患者疼痛的措施

因为排毒拔罐疗法有痛、痒的特点，在进行治疗前要考虑尽量减少上罐对人们正常生活的影响，不要影响人们的行走、工作和劳动，同时又要考虑到把患者的疼痛感降到最低程度，然后确定上罐位置。

人的四肢用来工作、劳动和运动，尽量不要上罐；人的头部，头发密，范围小，也不宜上罐；人的胸腹，皮肉松嫩，上罐时疼痛较重，不宜先上罐。

人的背腰，肌肉平坦而且面积较大，背腰部上罐疼痛比较轻。各脏腑的腧穴皆在背腰，奇经八脉中的督脉在背正中的脊椎线上。各脏腑皆在背腰对应有相应的上罐区域，如肝区、肺区、脾区、肾区、胃区等。在背腰两侧轮流上罐，既不影响人们的工作和休息，又能减轻拔罐引起的疼痛。所以，人的背腰是排毒拔罐疗法的首选上罐区域。

如果先在前胸开罐，体内垃圾和病气在胸腹排出较多，引起的疼痛当然会比在背腰部开罐要重。先通过背腰部排出大部分体内垃圾和病气，减少体内垃圾和病气通过胸腹的排出量，就可以使拔罐的疼痛减轻。其他位置罐口部位的选择也要考虑这个因素。这也是为什么任、督二脉先疏通督脉较好的原因。

有的人腿上患有风湿痛，只在膝眼拔罐，刚开始觉得效果较好，可是拔了几天罐反而觉得不太好，这是因为刚开始拔罐时罐口部位局部的疾病被拔出来，所以感到有效果，其他部位的疾病还没有活动起来。当坚持拔罐儿大以后，其他部位的病也活动起来，通过这个罐口部位向外排，患者就会觉得不太好，只有继续坚持拔罐，把经过这个罐口部位向外排的疾病都拔出去才会觉得真正好受。所以我们一般情况下都是先拔背腰，既不影响工作，又能减轻疼痛，在拔膝眼的同时，也拔肝区。

罐口部位容易产生干裂、疼痛；吸拔得不彻底时，结痂以后的皮肤上留下发红、发黑的痕迹消退慢；起罐以后，排病的力量减弱，使治疗的速度减慢。为了克服上述这些不足，可以采用起罐以后贴敷膏药的方法配合排毒拔罐。

起罐以后，将起了疱的罐口部位皮肤清理干净，再选择大小合适的膏药，按照贴敷要求贴上一贴。在下一次上罐前，将膏药取下来，将膏药上吸拔出来的脓都清理干净。在重罐结束，罐口部位的表面清理干净以后，再将膏药贴上去，一贴膏药可以重复使用多次，以后如此重复上罐。结合外敷膏药的拔罐方法可以保持罐口部位始终向外排病，而且罐口部位的痕迹也会减轻，当然也会减轻一些疼痛。针对不同的疾病，可以外敷不同的膏药。

应该根据病情选择不同药物成分的膏药，如果您没有特殊的膏药，可以选择有活血、化淤、止痛作用的膏药，但是不要用伤湿止痛膏，而是黑膏药。不用膏药也完全可以治愈疾病。我们介绍膏药，是为了克服上面所说的问题，并且可以减轻痕迹。

四、病气外排时的分流措施

人体的气血沿经络周而复始地运行，体内垃圾和病气外排也要沿着经络从罐口部位向外排。随着年龄的增长，人体内的垃圾数量也会增多，所患疾病也可能不止一种，如果只从一个罐口部位排出，可能拥挤不堪，需要吸拔的时间也长，严重时罐口出现红肿现象。特别是长期慢性病的病人，经常出现红肿现象。这种红肿现象许多人没有经历过，常常误以为是发炎、感染了，于是就停止拔罐。遇到这种情况的时候，可以在红肿的罐口部位附近，沿经络运行的方向，再开一个罐口，将体内垃圾和病气外排的通道增加一个。在拔排毒罐的过程中，经常会出现这个问题，需要采取分流的措施。

某个上罐部位排出的体内垃圾和病气较多较急，出现红肿现象时，在这个罐口部位附近增加罐口部位，以分散排出的体内垃圾和病气，我们将这个措施，称为病气外排时的分流措施。至于再在何处开罐，可以参考上罐区域图和经脉分布图，在同一经脉的循行路线上确定。如对于患腰间盘脱出的患者，应该同时在肠区（包括左、右肠区，结肠区）和腰中区、腰区上罐，减少从腰间盘处排病，减少腰间盘的负担。

五、心区后上罐的措施

患有中重度心脏病的患者，病因各不相同，治疗时应当先扫清外围病因。在疏通任、督二脉的基础上，再疏通肝、脾、肾、胃、肺区，将风寒和火毒的来源先清除，相应的经脉先行疏通，最后对心脏的体表皮部进行拔罐，心区是最后施治的部位，这是治疗心脏病应该遵守的原则。心区包括前、后心区以及左乳根部。不要使体内垃圾和病气都通过心区向外排，以免给心脏增加负担，这样做可以减少病灶反应。

六、上下同时上罐的措施

许多人所患的疾病中，既有风寒、风湿的成分，也存在火毒的因素，所以我们在上罐的时候，采用上下同时上罐的措施。这是因为火和热是向上走的，寒湿是向下走的。中医以胸膈为界分上下，我们也这样来分上下。在上罐的时候，胸膈以上上一罐，胸膈以下也上一罐。这样做的好处是不管是风寒、风湿，还是火毒，上下同时上罐，总有一个能起到较大的作用。当风湿重的病人吸拔时，容易出现晕罐的现象，这是因为风湿活动起来，向上走，寒气攻心所致。这时就应该在下部有一罐，起到排风寒，减轻晕罐的作用。同样的道理，对火毒大的患者，在上部上的罐排火毒，可以降低血压，起预防的作用。在以后的内容中，读者也可以分析出这样的上罐规律。

七、同时在脐中区及其四周开罐的措施

有一些女性患者，由于患有妇科疾病，比如患有子宫肌瘤，或者还兼有妇科炎症，在拔排毒罐的时候，可能出现体内发热的感觉，但是测量体温并没升高。随着拔罐的进行，热感逐渐强烈，一阵一阵地，令人十分烦躁和痛苦，煎熬一般。

有的男性患者腹部发凉，拔罐以后出现发冷的现象，也是在肚脐及四周上罐，在配合中药治疗以后，得到好转。

总结以上经验，如果患有妇科或男科疾病，在上下左右开罐的同时，也应当陆续在脐中区及其四周开罐，或者在尾根区及其附近上罐，避免因发热和发冷带来的痛苦。

第五节　排毒拔罐疗法的注意事项

1. 1周岁以内的幼儿不适用此疗法。1~5周岁儿童每次上一罐，留罐时间要短，5~20分钟即可，力度要轻。

2. 孕妇的腹部和腰骶部不适用拔罐疗法。

3. 常有自发性出血或损伤后出血不止的患者，暂时不要使用此疗法。如果一定要拔，应在懂得拔罐的医生指导下拔罐。使用透明的拔罐器，开始阶段，注意观察罐内皮肤的状态，出现疱的迹象就取下罐具，

勤换位置，多走罐，逐步提高免疫力，确认不会流血不止以后，再增加留罐时间。

4. 对于脑出血出院不久的患者，不要使用这种疗法，或谨慎使用！

5. 拔罐期间，尽量少接触凉水、冷风，注意保暖。许多人没有注意这个问题，就要增加治疗的时间，多拔不少罐。

6. 拔排毒罐期间一定要多吃蔬菜、水果，女性要在拔罐前或拔罐后喝杯红糖水，避免出现虚弱无力的感觉。

7. 心脏病较重的患者，前后心区这两个部位，以及两乳根部、两腋下也不能先行上罐，这样可以减轻病灶反应。应该在肺、肝、脾、肾等脏腑的治疗开始一个阶段以后再上罐。

8. 上罐以后发生晕罐现象时，不要急于起罐，要将患者平卧，待患者气色恢复正常后再起罐。

这是因为上罐以后患者风湿、风寒较重，体内的风寒活动起来，导致晕罐，如果立刻起罐，这些活动起来的部分不能尽快排出，所以，应该保持排出的状态。

9. 不要盲目在已经起疱的皮肤表面贴敷含有挥发性物质的药物，以免出现过敏反应，如果出现，应该去掉药物，继续吸拔，过敏反应就会消失。

有一位武汉的读者，在罐口部位贴敷带有挥发性物质的伤湿止痛膏，结果浑身起疙瘩，后来取下止痛膏，继续拔排毒罐，疙瘩就消失了。就是这位读者要我们在书中告诉读者，拔排毒罐的时候，不要在罐口部位贴敷带有挥发性物质的伤湿止痛膏，那样可能出现过敏的症状。

10. 罐口部位如果有疱，将疱挑破，脓水放出，用干净的卫生纸巾将脓水吸干。不要将有疱部位的皮肤碰掉，要保留皮肤，不要将疱上的皮肤揭去，避免皮肤去掉以后，该部位疼痛加重。也不要在疱内的脓水排净前，将疱表面形成的干痂揭去，因为揭去以后，会露出鲜红的嫩肉，会很痛，特别是重罐时会很痛。但是，如果疱上的皮肤已经脱落，也不要紧，只要再上一次罐，能疼一下，随后也就好了，继续重罐也会愈合。

11. 发现好几例拔罐的部位出现汗毛较重的情况，所以，对于一些暴露在外的皮肤部位，应当加以注意，当发现有这种倾向时，不要继续在这个部位上罐，以免影响美观，尽管这是很少发生的事情。

12. 皮肤结痂以后上罐，痂干裂会引起较强烈的疼痛。采用黑膏药将痂敷软，起膏药时，动作要慢一些，避免将皮肤揭下来。

起罐以后，将起了疱的罐口部位清理干净，再选择大小合适的膏药，按照贴敷要求，贴上一贴膏药。在下一次上罐前，将膏药取下来，将膏药上吸拔出来的脓都清理干净。在重罐结束后，罐口部位的表面清理干净以后，再将膏药贴上去，一贴膏药可以重复使用多次，以后如此重复上罐。结合外敷膏药的拔罐方法可以保持罐口部位始终向外排病，而且罐口部位的痕迹也会减轻，当然也会减轻一些疼痛。针对不同的疾病，可以外敷不同的膏药。

13．拔罐前，先要了解接受拔罐的人是否有“高血脂、高血黏、高血压”的三高症状。如果有，特别是血黏高，建议首先通过食疗降低血黏度，如喝冷榨亚麻籽油或连续食用黑木耳一段时间。

第六节　排毒拔罐疗法的重要特点

一、3个要了解的问题

在介绍排毒拔罐疗法的重要特点以前，要先介绍3个读者要了解的问题，这3个问题是我们在回答咨询的时候经常要说明、要讲清楚的内容。

1．采用排毒拔罐疗法，皮肤表面的罐口部位很可能会起疱，患者的病越重，起的疱可能越多。在重罐的时候，在上罐的瞬间以及在留罐的过程中，都可能产生疼痛，很可能是强烈的疼痛，甚至是难以忍受的疼痛，用我们自己的话来说，像上刑一样。对不能忍受疼痛的患者来说，是不能采用排毒拔罐疗法的。不过，我们可以在自己能承受的范围内，逐渐增加力度，一点一点地拔，总会将病吸拔出去的，别人一天拔好，我们两天、三天拔好不也可以吗！愚公移山，总有一天会将疾病治愈的。这就是我们为什么还要坚持拔排毒罐的原因之一。

在排毒拔罐治疗过程中，许多人都在努力解决疼痛的问题，并且要求我们将他们的经验告诉更多的人。

一位哈尔滨的同志，为了减轻疼痛，上罐前用玫瑰精油抹在罐口部位，然后上罐，这样感觉疼痛减轻了许多。

一位广州的同志说她在起罐以后将云南白药粉撒在罐口部位上，特别是当委中区等起了大疱的部位。上了云南白药以后，愈合加快，减轻了摩擦带来的疼痛。

2. 采用排毒拔罐疗法，在拔罐期间罐口部位会留下痕迹，这是由于病气和病的成分都聚在皮肤上，而留罐的时间较短，没有将病气都吸拔出去，所以出现痕迹。我们留罐的时间不可能太长，这就需要我们多次重罐，帮助痕迹消退。痕迹都是能够消退的，男同志消退得比较慢，女同志消退得比较快，因为女同志的血旺。由于吸拔的程度不同，消退所需的时间也不同，经常需要比较长的时间才能消退。在停止拔罐以后，经常需要一两年，甚至三四年的时间，才能彻底退净，这还要看吸拔得是否彻底。对于爱美的人来说，就不宜采用这种拔法。所以，我们一般不主张在皮肤经常裸露的部位上罐，而是主要在胸腹和后背上罐。

我们在介绍排毒拔罐疗法的时候都要告诉读者，一般情况下，第一次上罐起疱以后，如果重罐，在一段时间内可能留下痕迹，但是，这些痕迹都是能够消退的，消退的快慢与拔排毒罐的程度有关系，也与疾病的情况有关系。如果不再重罐，几天以后自己就会长好，不用擦药水，不会在皮肤上留下痕迹。当然，也有只上罐一次，停罐也留有痕迹的情况，这种情况说明体内的病的成分比较多。

有一些人拔罐以后的痕迹比较深，紫黑色，说明这些人的血液中病的成分比较多，这种情况更应该拔排毒罐治疗，才能很快消除痕迹。总而言之，不用担心痕迹，在治愈疾病以后都会恢复正常的。

为了减轻痕迹，应当在拔罐期间多喝水，加强血液循环，加强新陈代谢，出现痕迹以后，可以在痕迹上经常采用按摩的方法，帮助消散痕迹。还可以采用外敷膏药的方法，既减轻疼痛，加快治疗速度，又能帮助消除痕迹。还可以外敷中药，如有的读者将松花粉外敷在罐口部位表面，结痂脱落以后，几乎没有留下痕迹。

3. 这一点也是最重要的，那就是：拔排毒罐很可能要出现病灶反应，而且这些病灶反应常常是意想不到的。如果坚持拔排毒罐，您以前患过的疾病，很可能会再次表现出来，这一点我们在前面已经作了介绍，也是读者必须要了解的部分。

病灶反应是一个需要认真了解的问题。

对于一些简单的头痛脑热的人不必考虑这个问题，对于身体不是很弱的人，不一定会出现严重的病灶反应，但是，对于一些患有长期慢性疾病的人，就要注意这个问题了。因为他们的体质较弱，容易出现病灶反应。

每个人的病情是不完全一样的，反应的情况也不会完全一样。在拔排毒罐以前，要有心理准备，这样，当病灶反应出现的时候，才不会惊慌失措，才会镇定自如，继续拔排毒罐，直至反应消失。这个问题说起来容易，但是真正要认识这个问题是不容易的，需要经过自己的实践才能逐渐认识到，逐渐理解，逐渐掌握。

无论你是想用这种方法为自己治病，还是想用这种方法为其他人治病，都应该首先了解这三点，特别是在为其他人拔罐以前，要将这三点告诉患者。这样做，无论对患者，还是对您自己，都是十分有益的，否则，在出现这些问题时，虽然我们认为是正常现象，可还会有人后悔、埋怨，甚至认为是拔排毒罐拔出问题了，尽管你事先介绍了这方面的内容。

在采用排毒拔罐疗法以前，一定要事先想到：无论是自己还是患者的病情，你都是不可能完全了解的。一些人的身上患有许多的疾病，并不一定像他自己了解和介绍的那样，只有很少几种疾病，虽然绝大多数人都不会患有太多的疾病。但是，我们应该首先从最坏处着想，向最好处努力，所以要先认为体内的疾病是比较多的。

二、“自残”和“自戕”

有一些人在看到拔排毒罐出现的疱和脓水等物以后，认为不堪入目，说这是在“自残”和“自戕”。如果是平常人说也是无所谓的，但是，如果出自医生之口，就令人匪夷所思了。许多医生动辄要求患者同意手术，切除人体的某一部分器官，而不管是否必须这样做，那不是使人致“残”和致“戕”吗？而拔排毒罐并没有使人缺少什么，怎么能说是“自残”和

“自戕”呢？

拔排毒罐的方法将疾病通过皮肤外排，它实实在在地将疾病吸拔了出来，它既没有毒副作用，也不是暂时的好转，而且在吸拔以后皮肤表面会恢复正常的状态，怎么能认为是“自残”和“自戕”呢？任何事物都具有二重性，许多医疗方法也具有这个性质，这是不用过多解释的。拔排毒罐的方法也不例外，也具有两重性。我们不否认这种方法有时比较难以忍受，但是，如果你求医困难，久治不愈，你会拒绝采用排毒拔罐疗法吗？你还会认为是自残和自戕吗？

当许多人为寻医求药而感到困难，为久治不愈而感到失望的时候，我们向他们介绍一种能够适合他们当中绝大多数人需要的一种治疗方法，只要他们根据自己的病情，在能够承受的范围内运用并且能够治愈疾病，难道不是一件非常有意义的事情吗？就像《根治型拔罐疗法》和《排毒拔罐疗法》出版以后，一位已经从排毒拔罐疗法中获益的读者在来信中所称赞的那样：“……自己可以给自己、给亲朋、给众生治病这是多么大的好事！……全民若能应用排毒拔罐疗法，我们的全民健康会大大提高，也会为国家节约巨大的医保费用……”从他们的话中，你还能够说排毒拔罐是“自残”和“自戕”吗？

一些手术使人缺胳膊少腿，缺肝少肺，缺这个部件少那个部件，也没见到谁说这些手术使人“戕和残”，更有使人致残的治疗也没有被认为是“自残”和“自戕”，而排毒拔罐既不能使人缺少零件，也不能使人残疾，怎么能说是“自残”和“自戕”呢？更何况，它是一种既能够同时对多种疾病起到治疗和辅助治疗作用，又经济实惠的治疗方法。

三、为什么还要面对起疱和疼痛

有许多种治疗方法，有许多种不会引起患者疼痛的治疗方法，我们为什么还要选择去面对起疱和疼痛？还要忍受强烈的疼痛呢？

当人体组织中没有形成病灶，只不过是一些小分子结构病态物质的时候，可以被免疫系统吞噬和排除；当人体某一部分组织存在病灶，而且这部分病态组织的分子结构比较大时，正常情况下也不容易被吞噬和排除，长期滞留在体内，出现中医所说的“不通则痛”，形成一些疑难病症，形成一些长期慢性疾病，这时就需要发挥排毒拔罐的作用。这些结构比较大的病态分子穿过皮肤薄膜时，就会产生疼痛，甚至是比较强烈的疼痛，经常使人难以承受。但是，由于这种疗法不需要长期的训练，容易掌握，又经常能够真正治愈疾病，同时治病的费用很少，对于治疗那些尚未被现有医学明确病因，又没有有效手段进行治疗，甚至是被认为是不能逆转的疾病，就凸显出采用排毒拔罐疗法的重要性了。

排毒拔罐疗法最重要的特点是：将疾病组织中较大一些的病态分子，将那些不容易被重吸收也不容易被吞噬的病态分子，通过负压的作用，吸拔出体外。用老百姓通俗的话讲，就是把病根拔出去，使疾病真正治愈。这种治疗方法，没有药物的副作用，也不会导致其他疾病的发生。许多普通老百姓在采用了排毒拔罐疗法后，面对拔出来的这些东西时说：“这么多病气，得吃多少药才能拿出去呀！”这是多么朴素的语言！

在现有许多医疗方法的治疗下，许多慢性疾病是能够好转的，但当停止治疗时，往往容易复发。如果这些医疗方法是外治的方法，还不太能对人体健康起到副作用，如果这些医疗方法是药物疗法，还可能对人体健康起到各种不良的副作用，甚至导致其他疾病的发生。由于许多人经常面对这些问题，所以，尽管疼痛，尽管有痕迹，尽管有病灶反应，许多人还是要选择这种拔罐方法，还要选择去面对起疱和疼痛。

【第四章】

关于病灶反应

第一节　什么是病灶反应

即使不是排毒拔罐疗法，其他治疗方法也经常有这样的情况：在治疗某种长期慢性疾病时，医生告诉你，在治疗或者服药期间，可能会犯一次病，而且有可能比以往犯病的情况还严重一些；或者说，身体的某些部位可能会出现不舒服，甚至很难受的现象；或者是身体的某个部位出现异常表现。这些不正常的表现，我们称作是拔排毒罐过程中的病灶反应。

在长期慢性病人拔排毒罐的过程中，很可能出现病灶反应，这是排毒拔罐疗法的独特之处。排毒拔罐的负压作用，不像药物那样，从各个方向流向病灶，很快将病毒杀死。在罐具吸拔的过程中，病灶不一定在原地被完全消除，也不一定是完全通过消化系统排出人体，还有可能通过皮肤等其他途径排出人体，所以，疾病在排出的时候可能出现各种各样的现象。这些症状，有可能是以前的疾病发作，也有可能是新的情况，甚至是人们事先想不到的情况。黑岩东五在《真空净血疗法》一书中写到“痰与咳一时虽似有增加”的情况，就是一种病灶反应，是比较轻微的病灶反应现象。

病灶反应现象不仅患者需要了解，医生也应当了解，这样可以避免误诊。曾有过医生将拔罐过程中皮肤起的红疙瘩和红肿块当做银屑病来治，给患者开了不少内服和外涂的药，其中有的药含有激素。

在《根治型拔罐疗法》和《排毒拔罐疗法》一书中，虽然介绍了一些病灶反应现象，但是内容比较少。本书根据更多患者拔罐情况的反馈信息，将我们对病灶反应更深刻的认识进行讲解。

第二节　常见的病灶反应

下面将我们自己经历过的以及各地患者在拔罐过程中出现的病灶反应现象做一下总结，以兑现我们在排毒拔罐联系卡中说过的“更希望您能将自己的使用情况以及在拔罐过程中的经历、体会介绍给我们，互相交流，以便帮助更多人”的承诺。

头部的病灶反应症状有：头疼、头昏、血压升高、耳鸣、眼红、流鼻涕、牙痛、出鼻血以及嗳气、打嗝、吐白沫（肺、气管病的反应）、掉头发等，还有牙齿出现类似手脚泡在冰水里，一阵阵凉飕飕的风并伴有扎骨的感觉。

躯干部的病灶反应症状有：发热、发冷、痒、关节痛、筋骨抽搐、全身疼痛。发冷时甚至盖被都不感到暖和，直打寒战；发痒时，经常整宿地抓挠也不解痒；更有甚者，有时瞬间全身不能动弹，或者腿脚不好使；发热的情况一般是低热，持续一周至一两个月的都有。曾经遇到过一个这样的病例：在治疗口腔溃疡时出现低烧（37℃左右），连续两个月，吃扑热息痛也不怎么管用，当时稍微降一点体温，随后就又升上来。高热的情况也有发生。

躯干部的反应还包括出汗、出异味、出红点子（出疹）、出疙瘩等现象。肾有病的人可能有腿肿、脚肿的症状。

脚部的反应情况有：脚臭、脓疱、烂脚丫等现象。

当病气通过消化系统排出的时候，可能出现腹泻、肛门赤痛、排尿发红、发黄或者便秘的现象；当病气通过罐口部位排出的时候，表现为脓水、黏稠物、沫子等；当病气通过呼吸系统排出的时候，可能出现咳嗽以及“痰与咳一时似有增加”的情况。

对于女同志，在拔罐过程中可能出现暂时的“停经”或经期过长现象。

人体的体质不同，有的患者拔罐后可能有浑身无力、虚弱等不舒服的感觉等。

病灶反应是多种多样的，有一些是开始拔排毒罐预料不到的，所以，我们每次在介绍这种拔罐疗法时，都会继续说：“只要是拔排毒罐期间发生的异常现象，如果没有其他可以解释的原因，那么十有八九是病灶反应。”

有一些病灶反应症状可能令人担心，甚至被人误解为病情加重，因而中断治疗。也有的人因为对病灶反应不了解，出现以后，处理方法不当，没有使病灶反应尽快消失。其实，随着排毒拔罐的进行，再坚持吸拔下去，这些病灶反应就会消失。大多数病灶反应的持续时间不会很长，一般几小时或一两天，个别病情较重、病程较长的患者持续一周甚至半个月，一两个月以上也是有的。

第三节　病灶反应的例子

一、起疙瘩

例1　2007年7月20日的晚上，一位邯郸市的女患者来电话说，以前用拔罐治疗中耳炎，现在中耳炎好了，可是在拔的过程中，身上出了许多红疙瘩。刚开始疙瘩比较大，后来大疙瘩退了，又出一些比较小的疙瘩，在胳膊肘、腿的膝盖附近、手指以及脖子前后出得比较多。她看过书，也估计是病灶反应现象，但是一再出现疙瘩，心中难免又生疑虑，所以来电话咨询我们。我们告诉她：这是由于拔排毒罐产生的免疫细胞与身上的疾病斗争，将病表了出来，才会出疙瘩，出现的部位在胳膊、腿、手指以及脖子前后的关节处，多数是淋巴结多的部位。我们告诉她继续坚持拔罐，疙瘩会消失的。

例2　2009年2月，一位四川省读者在拔了半个多月的时候，身上多处出现红疙瘩，心中怀疑，咨询过我们以后，半信半疑，继续拔罐以后疙瘩消退了一些，后来还继续起，消退得比较慢。

拔排毒罐的过程中，身上起红疙瘩的病例是比较常见的，随着拔罐的进行，这些疙瘩陆续都消失了，没有听说不消失的情况。

例3　2007年6月28号傍晚的时候，辽宁省凤城县的一个女患者来电话，介绍她在拔罐以后出现的现象。因为是自己给自己拔，所以她只在前胸拔罐，拔了十多天，出了许多疱和脓水，她也坚持了重罐。不过拔罐以后出现了浑身无力的现象，腿也无力，两条腿从脚到大腿根到处都是红点儿，把她吓坏了。来电话告诉我们的时候这些现象都已经消失了，只有腿还感到无力。

这位女患者在7月8日下午坐着三轮车来到我们这儿询问，因为她最近左腿不太好，而且无力。她说以前有胃病，肠胃不好，拔了十多天以后，胃肠有了明显的好转，大便也成形了，饭也吃得比过去多了。我们告诉她以后还可能有反复，腿上也可能再出红点儿，但是不会像上一次那样多，会越来越少，并且会逐渐都消失的。经历了这些情况，她对病灶反应有了比较深的了解。

一年以后我们随访了这位女患者，知道她身体状况都正常了。

例4　有位医生为一个右腿疼痛的患者拔排毒罐，在膝盖周围的阴陵泉、阳陵泉、血海、委中等部位上罐，全身许多地方出现“鬼皮疙瘩”，肉皮颜色、形状不规则，大小不一，痒得很厉害，特别是后背。这位医生在患者的后背有疙瘩的地方上罐，每个部位拔10多分钟就起罐，然后换地方找有疙瘩的部位再拔，后来让患者回家以后继续找有疙瘩的部位上罐，第二天这些疙瘩就消失了，痒也减轻了许多。

二、高热病例

例1 一位患有间质性膀胱炎的患者，每日忍受膀胱疼痛的煎熬，2006年买了《排毒拔罐疗法》这本书，读了黑岩东五的事例，下决心通过拔排毒罐治疗自己的疾病。她忍着巨大的疼痛坚持拔排毒罐，每天坚持重罐两次以上，每次留罐时间都在1小时以上，吸拔的力度也比较大，当然罐口部位排出的疱、脓水等也比较多。一个多月后出现了高热的情况，当体温达到39℃的时候，她的家人通过电话咨询我这是怎么回事，应当怎么办。

接到电话，我首先想到：许多患者没有接触过排毒拔罐疗法，特别是医生，他们对拔罐起疱都会产生“可能会感染发炎”的想法。虽然我们在书中介绍了“不会感染，不会发炎”的经验，但是，一旦出现了高热的情况，他们一定会想“是不是由于感染发炎引起了高热？”这是可以理解的。

在询问过她的家人、排除其他原因以后，我告诉她们，这是拔排毒罐以后由于病灶反应引起的高热，是正常的病灶反应现象，并且告诉她的家人，只要高热不超过39.5℃，不用服药退热；如果超过39.5℃，再到医院，在医院检查时尽量做一下血培养，以便看一下是否有什么菌（或病毒）引起高热，也许可能找出长期疼痛的病因，便于以后有针对性地治疗，方便时将检验的结果告诉我。

在后来电话联系的过程中，知道她由于体温继续上升到医院输液治疗了。她的家人将医院检查的结果告诉了我们：血常规检查没有异常，只有中性粒细胞略高一点儿，血培养也没有发现问题。经过两三天的住院治疗，退热以后，这位患者就出了院。

因为毕竟不能耽误患者的病情，所以我们不能说超过39.5℃还不上医院，尽管我们认为这是病灶反应。

这位患者出院以后，她的疼痛程度减轻了许多，过去需要依靠止痛针来止痛，经过这次高热以后，不用止痛针也能忍受住疼痛了。后来，她通过其他老中医的治疗，病情进一步好转。

例2　2006年9月，一位女患者来电话说她患有六七年的支气管扩张，拔罐以后发烧，开始38℃多，后来达到40.2℃，每天下午严重。由于她心里没底，不知怎么办，于是来电话咨询。我告诉她最好做一下血常规化验，看看白细胞是多少？如果白细胞正常，那么很可能是病灶反应，坚持拔几天罐就会好转的。后来她告诉我们说，做了血常规化验，只有中性粒细胞一项略高，其余正常。她的情况也属于病灶反应现象。

例3　青岛市一位姓张的女患者在电话中介绍她拔排毒罐的情况。她拔了一段时间的排毒罐以后出现了发高烧的现象，大约38.5℃，吃了一片扑热息痛，在咨询我们以后就再没有吃药，后来接连低烧，37.3℃左右，持续了约半个月后恢复正常。

2007年7月，她来电话说患了30多年的咽炎，这次拔罐，肝、脾、肾区、脐中都拔了，前后肺尖区先后上过4遍罐，每次都有很多疱，拔净以后又上罐。在治疗咽炎的时候并没有出现浑身痒的情形，只有在上罐时发痒，起罐后就不痒了。在这些位置上过罐以后，她又因为多年的腿痛、麻木，希望通过拔排毒罐治疗，所以又来电话咨询。我们告诉她下一步在两个肠区和环跳区上罐，两侧的环跳不要同时上罐，待一侧上完以后，再上另一侧。

7月21日晚上她来电话说，她在肠区和环跳区开罐，这三个位置都是满罐的疱，有的疱像大蚕豆，密密麻麻的，重罐的时候很痛，只能忍，排气筒拉动一下就能吸住，后来又出现了低烧的现象，过了一些日子低烧也退了。

三、皮肤感觉热

例1 一位女患者因为想治疗心脏方面的疾病，在后背的大椎和肝区、脾区上罐，拔了五六天，感到肝区、脾区及其附近皮肤很热，但不是体温高的热，而是像背个热锅盖的感觉。经询问她做过子宫肌瘤切除手术。我们告诉她先在任、督二脉上罐，在肚脐两侧及华盖区、大椎区和命门区上罐以后，热感减轻很多，几次随访知道她的热感消失了。

例2 还有过一位女同志的母亲在吸拔一个阶段后感到背部逐渐有热感，但是不上体温。我们告诉她在肚脐及其附近上罐以后，热感逐步消失，后来热感完全消退。经询问，她的母亲患过子宫肌瘤已切除。我们认为她的热感是以前妇科病的反应。

上述内热的病灶反应现象，较少出现，而且是发生在妇女同志身上的现象，如果患有子宫肌瘤，则可能出现内热逐渐严重。根据这个特点，在采用排毒拔罐疗法的过程中，不要同时上太多的罐具，如果出现上述内热的病灶反应现象，只要停止拔罐，或者在任、督二脉的循行路线上选取帮助疏通二脉的部位，或者着重吸拔靠近肌瘤比较近的部位，在肚脐及其四周和腰部及八髎尾根附近上罐，可以逐渐使上述病灶反应现象消失。

四、由于妇科和男科疾病引起的病灶反应

例1　有一位女士由于浑身痛和肢体冷等原因行动困难，在2008年10月开始拔排毒罐，2009年3月来信说疼痛和肢体冷好转了许多，但是浑身痒、全身火烧的感觉特别强烈，“疼痛、痒更加剧烈，尤其是没有上罐的空间位置十分痒痛，白天晚上都不能入睡，如果只上几个罐更加难受，每次上25个左右才稍微舒服一点儿。如果上罐迟一点，全身内外像大火烧身，痒，可是罐上完后也是火烧火燎的，心里非常难受，但不像感冒高烧不退，而是大火燃烧样感觉，火气都从口腔冒出来，火辣难受。每天上午不能吃东西，晚上也不能吃，吃不下，只是下午有一段时间能吃一些，而且很少喝水。”

我们告诉她在肚脐和肚脐附近以及大椎和腰中上

罐，她在这几个位置上罐以后，在信中说“大火一样燃烧，火气都从口腔冒出来”的感觉消失了很多，晚上也能睡着觉了。

她在2009年8月的信中说：“我的腿还是不能蹲下去，很痛，很胀，后背也胀痛，手臂还是不能下冷水，这以后会好吗？”“现在整个罐口还是冰冷，拔出来的都是冰冷的血水，”“肚脐四周为什么拔不出什么东西？别的地方都有很多东西拔出来。”“腰椎已经烂了快一年了，每天要拔十几次，到现在每次还是有很多脓水，肚脐到时候也会烂起来吗？”“现在腰椎里面不痛了，但罐口痛得很，没拔之前无法走路，但别的地方不烂。”“现在烂得很凶，腿疼得上罐都上不了，全身痒得要命……冷好一点了，还是火烧火燎的。”我提醒她注意别感染，问她是否有发热、异味等，她回答：“这些都没有，腰椎旁边的罐口还是很冷，还有很多罐口很冰冷，但里面拔出来的水很臭。”

后来我们与她电话联系时，她说她还患有子宫肌瘤和盆腔炎。在以后的拔罐过程中，上述问题还是没有完全好转，特别是痒的问题。因为子宫肌瘤的数目比较多，治疗起来比较慢。

例2 沈阳曾经有一位女读者，在拔排毒罐以后时常感到在后背有一股气儿窜来窜去，时有时无，令人很烦恼，不知如何是好，当时她告诉过我们说患有子宫肌瘤，后来再没有与我们联系。在佳木斯也曾经有一位女读者，在拔排毒罐以后出现过这种后背窜气现象，时有时无，多方求医，后来也没有再与我们联系。

以上的病灶反应现象，也是由于子宫肌瘤和妇科疾病没有治愈的原因。

例3　一位男患者三年多来，身上总是感到发冷，性功能也完全丧失，四处求医。后来在一位老中医诊所服中药，开始有一点效果，服用一个多月以后，他就感到这些中药也没有明显的作用了。2009年，他看到了《排毒拔罐疗法》书中第106页“原来三伏天得盖被睡觉”的病例，受此启发开始了排毒拔罐的过程。刚开始只在后背上罐，上罐的时候手摸罐具是冰凉的。我们认为他任、督二脉不通，所以发冷，建议他在肚脐及其两侧上罐。后来他在肚脐及肚脐两侧及左胃区和右胆囊区上了5罐，冷的感觉减轻了许多，热感增加，感到性功能也有所增强。可是后背罐口的痒又强烈起来。我们告诉他，在痒得强烈的情况下，应当在痒的罐口部位重罐，只要解了痒就可以起罐，这时不必留罐太长时间，他感到效果也不错。但他后来又出现冷的感觉，于是我们建议他停止拔罐，通过那位老中医的中药，他又感到了明显好转。这个事实再一次告诉我们，排毒拔罐配合其他疗法，可以使其他疗法发挥出更快、更好的效果。

在与我们联系的出现严重痒、冷感、热感、气感、火烧感觉的女同志中，经询问过的，许多都患有比较严重的妇科疾病，特别是子宫肌瘤。这部分患者应当着重吸拔腹部及腰围的一圈。对于痒的出现，我们认为是体内的炎症由于拔罐的作用被活动了起来，在排除过程中出现的现象。对于存在妇科和男科疾病的情况，应当先着重这些病灶部位的吸拔，避免使病灶部位的病菌和炎症扩散，增加病灶反应的折磨。

例4 有一位女患者来到我们这儿，要求我们指点拔罐。她自述拔了比较长时间的排毒罐。她在拔了一段时间以后，脸部发肿，因为事先知道会有病灶反应，所以没有惊慌，而是继续拔罐，结果五六天以后肿就消了，拔了一段时间，心脏也感觉好多了，由于配合吃中药，子宫肌瘤也好了。她说："拔罐以前告诉了我有病灶反应，心中有了底儿，没着急，后来肿就消了。"

五、心跳加快的反应

例1 在丹东，有一位认为自己患梅尼埃病的患者也采用了这种拔罐方法在家拔排毒罐。因为他年轻，体质比较好，在神道、肝脾下尖、两肾区以及前胸的华盖区、肠区、左胃区、左肠区都上了罐，上的罐比较多，起罐后，两肾区罐口部位的病都向前胸走，肠区上半部的紫红疱虽不很多，但皮肤表面的色很重，华盖和神道区的疱都比较多，接连拔了一两个月的时间。

一天晚上7点多钟，他的父亲来电话告诉我们说他的心跳太快，每分钟120多次，同时伴有难受的感觉，问我们什么原因，能不能拔坏。我们告诉他不要紧，是病灶反应，过一会儿就会好转，不用着急。过了20分钟我们去电话询问。他的父亲告诉说心跳每分钟70多次了，后来逐渐恢复了正常。说实在话，虽说这是病灶反应的一种，事先向患者介绍过，但当时我们也是比较担心的。

病例2　2009年3月，一位瓦房店市的女同志来电话介绍说，她拔了3个月的排毒罐，前不久只在前胸的胃肠区上罐，可能靠近左乳根部位，连续3～4天心跳加快，达到每分钟100多次，后来感觉受不了，就又改为在神道和肝脾区上罐，心跳又恢复了正常。这也是一个出现心跳加快的病灶反应的病例。因为拔罐的部位靠近心脏，所以病灶反应较重，更换了上罐部位，反应就减轻了。

六、浑身奇痒的现象

病例1　南京市有一位女患者，在拔了一个多月的排毒罐以后，出现了浑身奇痒的现象，不知如何是好，问我们有没有解决的办法。我们告诉她没有其他的解决办法，只有继续坚持拔罐，当痒的情况加重时，就应该继续重罐，帮助减轻痒。

病例2　江西省南昌市的一位女患者电话说她因为治疗咳嗽，拔了一个多月的排毒罐，在大椎区、肝脾区、尾根区、胃肠区，华盖区上罐，结果出现浑身痒的现象，痒得很痛苦，但不拔又感到痒得更受不了，问有什么解决的方法。后来我给她去过几次电话，了解痒的情况，她说痒了比较长的一段时间，大约两个月以后痒的感觉才逐步消失。

病例3　洛阳市的一位女患者来电话咨询，问在拔排毒罐时出现了严重痒的情况如何解决，当时我们说还没有好办法。当她听我们说女同志拔罐经常出现奇痒时，回去思考，认为女同志毛孔细，所以才容易出现痒，于是，她让爱人在她的疱上用小手术刀划个十字口，然后将疱上的皮掀开，再重罐，结果痒就几乎消失了。我们就把她的这个经验告诉给大家，也许会对大家有所帮助。

这位女患者患有子宫囊肿，在拔尾根区时，罐口部位在一两个月内都是烂乎乎的，软软的，坚持拔了很久，才使罐口部位恢复正常。她46岁时闭经，拔罐以后又恢复了正常。

前不久她来电话告诉我们说，她从2009年2月开始拔排毒罐，到2010年的2月因为忙而停止了拔罐，尽管当时罐口部位还出东西。前不久单位组织职工体检发现自己所患囊肿已完全消失，她感到很惊奇。

许多拔罐患者中都有过奇痒无比的经历，问我们有没有解决的办法，我们回答说没有。我们自己也经受过痒的折磨，也是无可奈何的，只有坚持重罐和忍受。我们所能告诉的唯一办法是：在痒加重的时候，继续在原来上罐的位置重罐，不论在什么时候，有时半夜也得上罐，以减轻痒的程度。可以在这些位置多上一些留罐时间短的罐，或者在能上罐的部位排罐，时间不一定长，只要缓解痒就可以了，待痒减轻，就可以起罐，不必留罐40分钟以上，20分钟左右都可以。采用刮痧的方法，也可以使痒感减轻。

一般来说，出现奇痒的现象是由于身体受风寒和湿热以及体内有炎症病灶所致，在拔罐向外排风寒的过程中，出现奇痒的情况。由于风寒是以“气”为主，所以，当通过皮肤向外排的时候，引起浑身发痒。

对于有炎症病灶的情况，应当着重在病灶部分拔排毒罐，尽早祛除痒的根源，才能尽快止痒。

对于拔排毒罐引起奇痒无比的现象，中医也有许多止痒的方法，读者可以采用，但是在拔排毒罐之前，一定要有思想准备，否则不要拔排毒罐。

七、听力暂时下降

2008年12月13日晚上，沈阳的一位读者打来电话询问拔排毒罐以后出现听力下降怎么办。她患有颈椎病，在后背的大椎区、两个肺尖区、肝区、脾区以及腰中区拔了4天排毒罐，第一天上罐的时候，大椎区、两个肺上尖区出了许多疱，当时她出汗，感觉恶心、浑身无力，而且觉得耳朵听不见，后来出现晕罐的现象。由于拔罐前看过说明书，说明书上提示出现晕罐时不要急于起罐，要待稳定以后再起罐，所以她就没有急于起罐，等待稳定才起罐。在第二、三、四次上罐以后都出现了出汗、恶心、浑身无力，耳朵听不见等症状，于是来电话询问，并咨询她自己选取的拔罐位置有无不当。

我们告诉她做得都对，出现的现象也都是正常的，属于病灶反应。这些现象会一次比一次轻，最后会消失的。同时，我们告诉她这些都是由于患风寒、风湿较重引起的，她的颈椎病原因也在此。风寒、风湿是凉的东西，应该在下边多上罐，在左右腰区多上罐，而且应该多用大罐，让病多从下边排，减轻病灶反应。我们问她开始的疱是什么颜色，她说是白色的，这也说明病因是风寒和风湿。她的这些现象除了耳朵听不见以外，其他是我们经常遇到的。这次听她说出现了听力问题，说明外排风寒时可能出现听力暂时障碍的现象，也说明肺尖区对治疗耳部疾病也能起作用。

八、头疼

一天晚上，接到一个外地女同志的电话。她以前来过电话，说在后背的大椎、肝脾区以及尾根等处上罐，出了许多的东西，身体感到虚弱，而且头疼（在这以前头不疼），问我咋回事。当时我告诉她在前胸的脐中及脐中的左上角上一罐，解决胃的问题，最好在前肺尖开一罐，在右肺尖也开一罐，她照做了。

这次她告诉我说，右肺尖只拔出3个白疱，但是后来拔成一个大疙瘩，很痛，因为担心，所以又来询问。这次我问她头还痛不？她说不痛了。说明她的风寒比较大，在肺尖拔是对的，这个疙瘩可能是风寒聚在一起的结果，我告诉她用针挑一下再拔，看出的是血还是沫子。

九、癌灶被活动起来

一位患过淋巴癌的70多岁老年人，使用偏方，并且多年服用一种保健品，使病情得到了控制和好转。2006年的时候，她接触了排毒拔罐，开始拔排毒罐。

后来，肺部感觉不适，经检查发现肺部出现癌变，她意识到是出现了病灶反应在医院做了一次化疗，回家以后，加大了保健品的用量，同时继续加强拔排毒罐，一两个月以后，病情完全好转，当她到医院复查时，癌变消失，医生感到很奇怪。这位老人的身体状况至今一直很好。

当这位老人将这件事告诉我们以后，我们将我们的看法告诉了她。我们认为：由于这位老人采用各种偏方以及自身的原因，多年病情一直得到了控制，虽然身体也有一些不满意的现象，比如由于服用偏方腿部肌肉开始萎缩。在接触排毒拔罐疗法以后，因为经常拔排毒罐，使病灶活动了起来，所以出现“肺部感觉不适，经检查发现肺部出现癌变”的现象。这个事实说明，排毒拔罐能够将癌细胞活动起来，是排毒拔罐将体内的癌细胞活动起来的反应。由于她在医院做了化疗，回去以后，加大保健品的用量，同时开始加强拔排毒罐，所以一两个月以后，病情完全好转。至今身体良好。

重要的是“同时开始加强拔排毒罐”。以前她每个月服用比较多的保健品，也并没有将癌细胞完全消灭，说明保健品可以将病情稳定在一定的范围内，免疫力与癌细胞处于相持状态。在拔排毒罐以后将病灶又活动了起来。在开始加强拔排毒罐以后，才将活动起来的癌细胞再次消灭。这件事情再一次说明：拔排毒罐能够将病灶活动起来，然后排除病灶，也说明：在面对难度很大的疾病时，多种方法同时运用，比如增加保健品的用量，增加身体的免疫力，会更加安全可靠。

拔排毒罐以后可能将病灶活动起来，也可能将癌细胞病灶活动起来，这是采用排毒拔罐疗法的一个显著特点，是必须引起重视的。如果害怕将癌细胞活动起来，就不要拔排毒罐。如果正确地运用这个特点，在活动起病灶以后，再采取进一步的措施，比如继续加大排毒拔罐的力度，就可能将病灶消灭，达到真正治愈的目的。当然还要运用得恰当。同样的道理，如果我们平时坚持拔排毒罐，也可以达到预防癌症的目的。

也许有人会说，我们这是将别人的成绩说成是自己的成绩，贪天功为己有。其实这是一种真实的情况。有一些病人，在拔排毒罐以前也是四处求医，只是因为拔罐的配合，病情才有好转，后来由于疼痛难忍，停止了拔排毒罐。当时他们并没有认识到，结果多花了不少的钱，也没有获得理想的效果。我们将这种情况介绍出去，是为了使更多的人了解这一点，在遇到疑难病症的时候能够结合排毒拔罐疗法治疗，既能避免较长时间的拔罐给患者带来的疼痛，少走弯路，又能真正治愈疾病。

第四节　对拔排毒罐发热的认识

在排毒拔罐的病灶反应过程中，经常出现发热的现象，正确对待拔罐过程中的发热是十分重要的，它关系到是否能治愈疾病。根据人体发热的医学解释，由于人体内的免疫系统与疾病的斗争才使人的体温升高，所以我们不要一遇到体温升高，就手忙脚乱，不知所措。

当体温处于低热状态的时候，说明只有少量的免疫细胞在与疾病战斗。免疫细胞参与数量的多少，一方面决定于病气的量；另一方面，也是由人体能够提供的免疫细胞数量决定的。当病气少的时候，人体只要调动少量的免疫细胞就可以战胜疾病，不必调动太多的免疫细胞就可以完成任务，这种情况下发热持续的时间会比较短。当病气比较多，人体同时可以调动的免疫细胞数量又不多，不足以很快战胜病毒，只能靠陆续增加的免疫细胞来战胜病毒，而且也能够有陆续增加的免疫细胞参加战斗，就可能是低热的情况，发热持续的时间也可能比较长，而陆续增加的免疫细胞，就要靠拔排毒罐，以及不断提高胃肠功能和免疫功能来获得。

当体温处于高热状态的时候，表明有大量的免疫细胞在与较多的病毒作斗争。这种情况说明患者的免疫系统所能提供的免疫细胞还是比较多的。这个时候如果免疫细胞很快就战胜病毒，发热持续的时间可能比较短。如果病毒比较顽强，免疫细胞不能很快战胜病毒细胞，双方可能处于一个较长时间的相持阶段，发热持续的时间可能比较长。在这种情况下，如果我们可以知道病毒的种类，可以采取相应的药物或者相应的方法，增强免疫细胞的能力，削弱病毒细胞的能力，帮助人体免疫系统尽快战胜，缩短发热的持续时间。但是，由于面对的是一些疑难的慢性疾病，对它们的情况还不了解，无法确定病毒的种类，也没有办法采取相应的药物来加强免疫细胞的能力和削弱病毒细胞的能力，因此，只有采取其他相应的方法，当然包括拔排毒罐，以及不断提高胃肠功能，不断增强免疫功能，或者增加其他的方法。

许多人对于排毒拔罐疗法的特点不了解，为了安全起见，往往先采用药物退热的措施，但是，这些措施不一定对疾病的彻底治愈有利，反而可能延缓疾病的治愈过程。倘若能够对患者进行必要的检查，确定是否是病灶反应，然后，在医生的监护下，不急于采取输液退热的措施，而是先采取一些其他措施，比如物理降温的方式，经过仔细观察以后再确定是否采取药物降温的措施，也可能就此治愈所患的疾病。这就是我们希望更多的医生能够了解这种拔罐疗法，结合自己的专业技术，帮助更多的患者治愈疾病的原因，因为类似这种情况的患者可能比较多。本来可以通过自身的高热，消除病灶，可是，一旦在这个过程还没有完全进行到底就停止了这个高热除病的状态，特别是患者忍受了巨大的疼痛才产生的这种高热状态，很难再重复这样的状态，只能事后遗憾而已。

然而，人体能够承受的高热还是有极限的，谁也不能去冒这个风险，为了安全起见，医生们采取药物降温的措施也是理所应当的，这就要看如何掌握了。这也是一个新的医学问题，需要进行认真的研究和实践。但是，我们认为，对于高热的情况，只要不是超过39.5℃，或者在相应的检查结果中没有发现异常的情况下，可以不必急于采取药物的退热措施，继续坚持拔排毒罐，同时，在医生的监护下，尽量先采取非药物的降温措施，并适当提高患者的免疫力，继续观察治疗，也许能达到比较理想的治疗效果。

有必要提到的是：一些患有疑难病的患者，在经历了排毒拔罐的过程以后，特别是经过高热，虽然当时没有彻底治愈疾病，但是为以后的药物治疗发挥效果打下了基础。拔罐以前，药物很难发挥作用，经过拔罐，排除了一些较大的病灶分子，排除了一些很难被吞饮和重吸收排除的病灶分子，为药物作用的发挥，创造了很好的条件。

在《排毒拔罐疗法》一书的病例中介绍过一位治疗过蛇胆疮的尹师傅，她的老伴患有红细胞增生，知道了排毒拔罐疗法以后，拔了一个多月的排毒罐，由于疼痛，对排毒拔罐缺乏了解和持怀疑态度，停止了拔罐，随即服用中药，病情有了明显好转，并且也将病情好转的事情告诉了我们，当时我们就不再过问了。在时隔很久的一次随访中，知道后来继续服用很长时间的中药，也不再见继续好转。对此我们分析认为，停止拔罐以后的好转是由于药物和拔罐结合的缘故。

第五节　对医学影像学结果的分析

在一些长期慢性病患者的排毒拔罐治疗过程中，应如何看待医学影像学检查结果呢？

2008年3月初，一位乙肝患者在春节前的一个多月时间里拔排毒罐，在拔罐期间有过浑身无力的感觉，他在春节期间没有拔罐，无力的感觉也就消失了。但是节后到医院做影像学检查发现，肝呈弥漫性病变，于是慌了神，停止了拔罐，赶紧到医院住院治疗。半年以后我们电话访问了这位患者，知道他后来一直比较好，生活正常。

还有一位病毒性肝炎患者，他在短信中说："2007年拔了半年多以后人很疲惫，于12月做了生化检查，因肝功能指标极不正常，医生要求做了腹部核磁共振检查，结论是肝稍大；肝硬化；胆囊炎。肾囊肿与拔罐前相比情况更坏。加上天气太冷就停止了拔罐。现一直在坚持吃中药与西药保肝治疗。现天气开始暖和了，考虑去年拔罐的痛苦及结论，今年拔还是不拔，非常矛盾……"这位患者在拔了半年多时间的排毒罐以后，影像学检查也是肝部呈弥漫性病变，其实这是拔排毒罐的病灶反应。

还有前面介绍过的尿毒症患者，在拔排毒罐一段时间以后，影像学检查结果中有"双肾呈弥漫性损害"的字样，在拔排毒罐过程中，化验结果肌酐值也有升高。

对于以上所说的影像学检查和化验结果，用排毒拔罐病灶反应的思想来分析，可能得出不同的处理方法。

患者在拔了一段时间的排毒罐以后，所患疾病的病毒需要经历从身体内部活动起来、排出体外的过程。首先病毒从脏腑内部活动起来，活动到脏腑表面，然后排出体外。当活动到脏腑表面的时候，就会出现肝肾病变弥漫性改变的现象，但这不是病情加重的表现，而是病灶外排，也是一种病灶反应。这种情况下，在肝脏和肾脏会出现上面所说的影像学检查结果。但是检查结果只能说明病灶被活动起来了，并不说明病情严重了，这就是在拔排毒罐条件下出现的病灶反应现象。在拔排毒罐的时候，出现这样的检查结果，不应当被认为是病情加重，更不应当停止拔罐，而是要加强拔罐才对。

对于上面提到的肝病患者，只有拔罐排出病毒的速度大于病毒产生的速度，才能治愈这些脏腑的疾病，当然也可以配合药物降低病毒繁殖的速度，肝病是可以治愈的。

对于前面提到的肾病患者，当肌酐数值上升到1896（单位为微摩尔/升，为叙述方便，后略）以后就开始下降了。说明病气活动到一定程度就会到达一个最高值，不会再升高了。而我们每天坚持拔排毒罐，每天都在排出和消灭一些病气，总有一天会将病气全部消除的，所以，我们应当加强拔罐才对，应该增加拔罐的时间和力度。当然，在拔罐的同时配合药物或者想办法提高免疫力，也会加快治愈的进程。而且，利用拔排毒罐能够活动病气的特点，可以克服单纯药物治疗不能彻底治愈疾病的缺点。

第六节　病气外排太多的现象

在《排毒拔罐疗法》一书的病例介绍中，有一个病例是胃病、胆囊炎和妇科病病例。在丹东的浪头镇，有一位50多岁的女同志，自述患有胃病、胆囊炎和妇科等疾病。她听说排毒拔罐疗法能治病，于是买了罐回家自己拔，在后背的上下左右开4罐，拔了13个月的时候，罐口部位还是出疱和脓水、黏稠物等，后来在肝区和尾根区各出现了一个鸡蛋大的烂坑，都能见到骨头，发出难闻的气味，让人看了恶心，她也不知如何是好，以至于自行车也不能骑，乘车需要别人扶。后来她就向二位老人请教。

二位老人看了她的情况告诉她说，这是因为她身上的病气较重，留罐的时间和力度都不够，以至于拔出的病气没有及时排出去，滞留在皮肤中，导致皮肤溃烂成坑。她自述患有子宫糜烂、尿道炎、痔疮等疾病，胃和结肠、心脏、肾脏都有病。老人针对她的情况告诉她，除了上面所说的4罐以外，还要吸拔气海区、脐中区及肚脐两侧的结肠区。二位老人指导她拔了4个多月，拔的过程中出了大量的脓，每天一次，每次一个小时。她也很有毅力，坚持吸拔。她经历过气喘、气短、腿疼、胃痛等过程，后来，溃烂的地方愈合了，长平了，所有的罐口部位皮肤都恢复正常了。她前后拔了两年多时间。

下面我们介绍的是与上面浪头镇女同志的情况相似，可是结果却不同的一件事情。

2008年夏天，我的一位远房亲戚因整理家谱来到丹东，当时我送他一本《排毒拔罐疗法》。回到老家山东以后，他的一个姓甄的朋友驾车到他家玩，令我的亲戚很惊奇，因为以前这位朋友患过脑血栓，行动不便。询问中这位朋友说，因为买过一本叫《根治型拔罐疗法》的书，他按照书上的拔罐方法给自己拔，脑血栓已经治愈了，所以现在能够自己驾车。听到这里，我们亲戚拿出了《排毒拔罐疗法》给他看，这位朋友说是同一个作者。

我的这位远方亲戚在丹东有个表弟，患脑血栓三四年了，看到这位甄姓朋友拔罐后恢复了健康，自然就想到了他表弟，随后打电话问我拔罐能否治愈脑血栓，我告诉他是可能的，并且进一步介绍了这种拔罐疗法的特点，于是他打电话让他表弟到我们这儿来，请我们指导如何拔罐治疗。

2008年10月初，他的表弟在爱人的搀扶下来到我们这儿。他表弟有脑血栓，走路摇摆不稳，后来告诉我们他还患有前列腺疾病。我们向他们介绍了根治型排毒拔罐疗法的特点和三个要了解的问题，主要是克服疼痛和病灶反应。我们特别告诉他们：在拔排毒罐的过程中很可能出现病灶反应，而且这些病灶反应可能是事先预想不到的，但只要坚持拔，就会逐渐好转，他们表示理解。于是，我们介绍了排毒罐的使用方法和建议吸拔的部位，他开始了拔罐治疗。

如我们预想的那样，大椎、肝区、脾区、两个肾区和尾根区，6个大号罐都是满罐的疱，密密麻麻。每隔十多天，他们就来到我们这儿，将罐口部位的情况给我们看，后来因为他还有前列腺问题，我们又让他在前面肚脐及肚脐两侧各开了一罐，同样拔得满罐的疱。

拔到一个多月时，他表弟突然不能行走了，问我们是怎么一回事，该如何处理。我们告诉他：这是病灶反应的一个表现，只要坚持拔就会好转和恢复。大约一个星期后，他告诉我们他又能行走了。

2008年12月20日，他们又来到我们这儿，我们发现他尾根区罐口部位发出臭味，左小腿有些肿。我们告诉她：腿肿可能是肾脏疾病的反映；尾根区罐口部位发出难闻的气味，是由于病气太多，被排毒罐聚集到了皮肤上，未能及时排出造成的，只要继续拔罐，就能逐渐好转。我拿出本节开始介绍的浪头镇那位女同志的事例给他们看，同时让他到医院检查一下。

2009年元月2日，我们接到了他爱人的电话，告诉我们他连续几天高烧不退，尾根部的罐口部位溃烂，在市立医院住院治疗，要我去一下。

我赶到了市立医院，看到他躺在病床上，尾根部被医生处理过，形成了一个比巴掌还要大的坑，令人震惊。他仍旧高热不退，医生诊断是褥疮感染。他爱人告诉我：由于几次到医院都没有向医生介绍尾根区拔罐的情况，所以几次检查都没有检查出问题来，这次到市立医院，告诉了医生尾根部的问题，医生处理了溃烂的部位。据医生的经验，这么大的坑，一年也很难恢复。

半年后，他逐渐退了热，尾根部溃烂部位也愈合了。患者花了不少钱，经济上受到了很大损失，精神上也很痛苦。

我们将这些事情如实地介绍给读者，并认真地分析事情发生的原因，作为经验教训，避免同样的事情发生。

在排毒拔罐的过程中，如果病人的疾病很多，被排出的病气也就比较多，如果这时拔罐的力度小，这些病气可能被大量聚集到皮肤上，但从皮肤上排出速度却比较慢。绝大多数情况下，人们自身的免疫力是比较强的，这些病气能够被人体自身的免疫力逐步吞噬。但是，也有一些患者的自身免疫力比较弱，不能够及时吞噬这些病气，于是就会出现本节开始提到的那位女同志的肝区和尾根部溃成坑的情况，以及我的亲戚那位表弟尾根部溃烂的情况。在这种情况下，一定要坚持拔罐排毒，而且应当增加力度。因为这个时候停止拔罐，体内的病气还会继续外排，如果人体内的免疫力较弱，不能进一步吞噬它们，也会使溃烂面积加大。

本节开始的部分，我们提到由于塑料罐可以人为调节上罐时拉动排气筒的次数，当感到疼痛的时候，可以停止上罐，不过常常造成罐具内的负压较小，满足不了排病的需要，所以，如果使用塑料真空罐，有可能出现力度较小的弊端。而客观上使火罐内可以保持较大的负压，排除疾病的能力也就比较强。这也是二位老人用广口罐头瓶为浪头镇那位女同志拔了4个多月，使溃烂处愈合的原因（那位女同志以前使用塑料真空罐）。不是说塑料真空罐不可以用，因为这个是塑料真空拔罐自身的缺点，而是人为因素。了解了这个特点，主动加大力度，可以避免并治愈溃烂的。

如果对根治型排毒拔罐疗法有怀疑，在罐口部位开始出现异味的时候选择停止拔罐，就应该及时到医院治疗，不要耽搁时间，避免病情加重。放弃拔罐后，在医院治疗过程中，单纯用双氧水消毒，等待自我愈合的处理方法并不好，因为那样会增加患者的卧床时间。可以用高效负离子治疗仪对罐口部位不断吹拂，或者外敷松花粉、云南白药，这样能加快愈合，取得更好的效果。

【第一章】

排毒拔罐疗法与“脑死亡”

2007年春节前，我的父亲因为感冒发烧，连续注射了一个星期的青霉素，虽然退烧了，但是出现多痰和咳嗽，在一个星期天的中午，突然呼吸停止。随即我们联系了急救中心进行抢救。在本书中，我将救治的经过整理出来，我认为这是一份珍贵的医学资料，也许会为其他人提供借鉴，为那些被认定为“脑死亡”和“植物人”而不能继续努力救治的病人，提供一种新的治疗方法。

第一节　事情的经过

2007年2月4日中午11时，我的父亲因痰卡住，突然不省人事，没有了呼吸，约30分钟后120急救车到达，经医生急救，心脏恢复跳动，随即被送到丹东市中医院ICU病房进一步抢救，依靠呼吸机呼吸。入院后，医生诊断为：呼吸、心跳停止复苏后肺部感染；上消化道出血；低蛋白血症；意识障碍等。到达ICU病房的时候，经检查瞳孔散大为6.0毫米，对光反射消失，没有自主呼吸。医生认为，由于呼吸停止时间较长，类似脑死亡的情况，几乎不可能抢救成功。

2月5日下午接近3点钟，我进病房探视，发现我父亲处于侧卧的姿势。由于较长时间应用排毒拔罐疗法以及出于对排毒拔罐疗法的信任和了解，在我的脑海里，对没有采用过排毒拔罐疗法治疗就被认为是不能治愈的结论，都会认为是不正确的。只要有可能，我都要争取采用排毒拔罐的方法进行治疗或配合治疗。当我父亲仰卧的时候，我没有理由提出拔罐的要求，因为那样也许会妨碍医生的抢救工作，更怕由于翻动身体对抢救产生不利。但是当我父亲处于侧卧的姿势时，我看到了希望，看到了我父亲能够被救活的希望。

由于我父亲可以侧卧，就能够上罐，所以我认为可以采取拔罐方法配合救治，于是向医生提出在采用现有医疗措施的同时，也采用拔罐的方法配合抢救治疗。可是，医生怎么能够相信拔罐的作用呢？在无法拒绝的情况下，医生要求我签字承担拔罐产生的一切后果方才同意。

医生已经告知没有抢救的意义，我们也已经都签过字了，我还有什么顾虑呢！我立即签了字，让我的女儿尽快取来我们的排毒罐，在下午3点多的时候就开始为我父亲拔罐，一直进行到接近晚上10点钟才离开。

当时我父亲是右侧卧位，于是，我和女儿在他的左肩头和后背的大椎区之间以及靠近右肩可以上罐的部位全部上了罐。因为我父亲没有知觉，所以，留罐的时间可以特别长。留罐期间，罐口部位排出了大量的脓水，只要罐中的脓水满了，我就立刻起罐，将脓水等倒出以后，立即再重罐，如此不间断地重复进行拔排毒罐的过程。

大约在拔罐进行不到1个小时的时候，我发现有一路输液停止了，我以为是拔罐操作影响所致，于是告知护士，护士告诉我，是她们看到患者的血压指示较高，停止了升压药组，并不是我操作影响的。

在拔罐进行到下午4点30分以后，护士们进行了交接班，在此后的时间里，接班的护士一再要求我停止拔罐。在晚上9点多钟的时候，由于有其他重症患者进入ICU病房抢救，无奈之下，我才停止了当天的拔罐过程，在接近10点钟的时候，我离开了病房。

第二天早晨，我很早就来到病房，等候主治医生的到来，听取医生的介绍。在早晨的介绍中，医生说我父亲的病情有了好转，具体表现在我父亲的口唇出现了多次抽动，头部出现过多次自主的动作，有了自主呼吸的表现。医生的这些介绍，使我看到了希望。以后的几天我父亲开始能进食营养餐。

就在这次拔罐以后，医院告知不同意我继续拔罐，理由是我不是医院的人员。主治医生说既然已经有了好转，先不用拔罐。针对这种情况，我多次找到医院领导，提出要求医院采用本院中医科的拔罐方法配合进行救治，并且要求当出现病危时，允许采用拔排毒罐的方法配合抢救。

对于治疗过程中出现的好转情况，院方认为不是拔罐所起的作用。所以当我要求院方能够继续采用拔罐疗法配合救治，并且在病危的情况下能够允许使用拔罐的方法参与进行抢救时，先是针灸科的医生拒绝我的要求，后来是医院领导拒绝了我的要求，并且声称：如果不相信医院的治疗，可以将病人转走。尽管我再三说明，需要的是医院在采用现有治疗措施的同时，配合以拔罐的方法才可能救治，而且病人必须要有呼吸机的配合。时间就这样一天天过去，我的要求始终未得到医院的允许，当然也不可能继续拔罐治疗。

10多天的时间，正是春节前夕，医院也忙于准备过节，我更难以与医院领导交涉。在2007年2月18日的下午，这一天是大年初一，仍旧是下午3点钟，我进病房探视，发现我父亲的血压指示很低，高压仅在50~60毫米汞柱之间，经询问医生得知，这是因为升压药组的连续使用，产生药物中毒，以至于升压药组不再能起作用，无法维持正常的血压，而且当时无法解决这个问题。我问值班医生："这样不是处于很危险的状态吗？"医生回答："是。"情急之下我通过电话，再三要求医院领导允许用拔罐配合抢救解决这个问题，结果仍遭到拒绝，我父亲因无法救治，于当天晚上去世。

第二节　护理记录的内容

父亲去世后，我查看了病历和护理记录，从护理记录中，我看到拔罐过程产生的效果（附护理记录复印件第13页）。

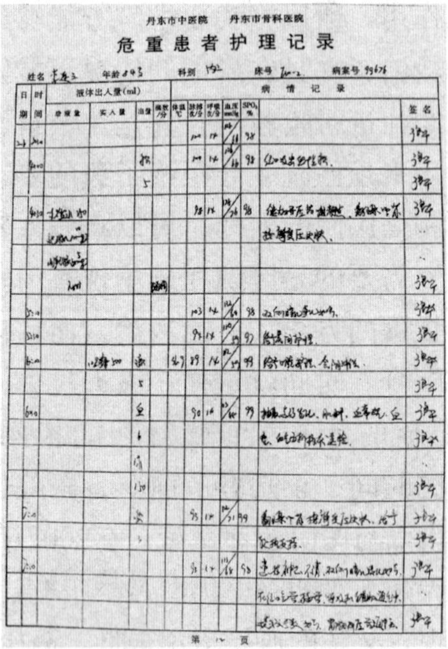

丹东市中医院　丹东市骨科医院

危重患者护理记录

姓名　　年龄　　科别　　床号　　病案号 99676

日期	时间	液体出入量(ml)				病情记录							签名
		计划量	实入量	出量	滴数/分	体温℃	脉搏次/分	呼吸次/分	血压mmHg	SPO_2%			

第 12 页

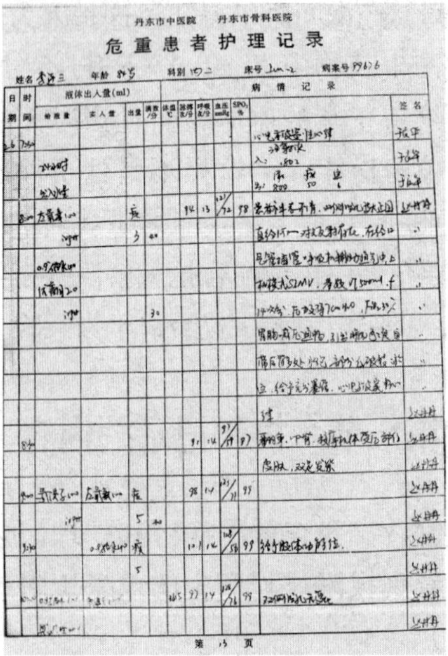

丹东市中医院　丹东市骨科医院

危重患者护理记录

姓名　　年龄　　科别　　床号　　病案号 99676

日期	时间	液体出入量(ml)				病情记录							签名
		计划量	实入量	出量	滴数/分	体温℃	脉搏次/分	呼吸次/分	血压mmHg	SPO_2%			

第 13 页

从2月5日下午到第二天早上的护理记录中，我们知道：在拔罐开始前的时间内，我父亲的血压是依靠升压药组维持的，升压药组的输入使血压保持在一个允许的范围。在停止拔罐恢复升压药组以后的时间里，也一直依靠升压药维持血压。只有在拔罐进行以后，血压才开始升高，在拔罐进行接近一个小时左右，16点30分的护理记录显示，由于血压偏高停止了升压药组，在凌晨4点30分左右恢复升压药组，持续停止升压药组约12小时。更重要的是，我从记录中看到了“对光反射存在”的内容。在当时，这是一个多么令人鼓舞的消息。

护理记录表明：拔罐对升高血压起到了比较好的作用。因为在实施拔罐以前和拔罐停止10小时以后的时间里，都是依靠升压药组维持血压，只有在拔罐进行不到一小时的时候，血压升高到可以停止升压药组的程度。

虽然在依靠升压药组维持血压的过程中也可能出现血压升高停止升压药组的现象，但是，拔罐进行以后的停止升压药组是在升压药组已经正常输入一段时间的情况下，所以，可以认为是由于拔罐使血压升高，停止了升压药组，而且连续停止升压药组达10小时也可以说明这一点。更重要的是，护理记录还表明，瞳孔也出现变化，“对光反射存在”更说明病情有了好转，说明脑部的神经还是有活动的，这些都说明了拔罐的进行确实起到了比较好的作用，而在这次以后的记录中再也没有看到这样令人鼓舞的记录，从另一方面也说明医院的升压药组不能产生这样的效果。

在拔罐后的第二天早上，我们从主治医生的介绍中也知道病情有了好转，具体是我父亲的口唇多次抽动，头部也有多次自主的动作，探视中我们也多次看到了这些情景。这一切情况都说明：如果能够继续配合拔罐疗法，每天都能有医护人员为我父亲进行拔罐，病情是很可能继续好转的，是很可能避免由于升压药组不起作用导致无法救治后果的。

我为父亲拔罐的特点是留罐时间相当长，每个罐口部位留罐时间接近五六个小时，几乎都是罐里的脓水满了以后就立刻起罐，接着重新上罐。就是这样的救治过程给了我启示，在治疗过程中，只要留罐时间足够的长，就能显示出好的治疗效果，这也是符合排毒拔罐疗法依据的科学原理的。

长时间的留罐，患者的皮肤会受到损伤，但是，如果能够使“脑死亡”和“植物人”得到苏醒，皮肤的损伤难道是不值得的吗？何况我们可以通过更换上罐部位来达到治疗效果，并且在患者好转以后，可以减少留罐的时间，使皮肤得到休息和恢复，因为已经为救治争取到了时间。

在处理完父亲的后事后，就丹东市中医院在拔罐配合救治已见明显效果的情况下，拒绝继续采用拔罐配合救治，我向丹东市医学会提起医疗事故鉴定申请。

第三节　依据科学原理的分析

我父亲的病情之所以危重，是由于呼吸暂停造成大脑严重缺氧，形成了所谓的“脑死亡”，但是，这不是永久性死亡，因为经过抢救，心脏恢复了跳动，血液还在流动，在呼吸机的配合下，各项生理指标基本正常，不能认为是真正意义上的脑死亡，更不能断言是不可逆的。问题是能不能帮助和促使脑组织生理机能的恢复和继续进行，能不能找到帮助和促使脑组织生理机能恢复的医疗方法，我们的拔罐实践和排毒拔罐疗法所依据的科学原理，恰恰说明它是可以起到这种作用的。

我们在距脑部最近的大椎区及其附近的部位上罐，可以就近对脑部发挥拔罐的作用。由于血管的连通性，在持续负压的作用下，罐口部位及附近组织中毛细血管气体分压发生的变化促使距离罐口部位较远处脑部血管中的气体分压发生变化，罐具吸拔的时间越长，负压持续的时间越长，越能促使距离罐口部位更远处血管中的气体分压随之发生变化，这些变化促进了血液中的气体扩散，促使更多的氧进入大脑。

在持续拔罐的负压作用下，更多的氧和新鲜血液进入大脑是完全可能的。氧和新鲜血液与没有真正死亡的脑细胞发生作用，促进脑组织细胞的生成和更新，促进脑组织内部物质交换能力的增强，促使大脑组织恢复自身器官和组织的功能。虽然我们看不到这些过程，但是我们看到了能够发生这些过程的反应。根据拔罐以后我父亲的血压开始稳定，嘴部出现连续的抽动，头部也出现过摆动的现象以及“两侧瞳孔等大正圆，直径1.5毫米，对光反射存在”的记录说明：

通过排毒拔罐的配合治疗，我父亲受伤的脑部组织的功能，已经开始有了恢复，如果能够继续拔罐进行辅助治疗，完全可以继续减少升压药组的使用，使病情进一步好转。

排毒拔罐疗法所具有的“帮助人体各器官和组织自我恢复功能”的作用对于我父亲的救治是至关重要的。没有恢复患者自身器官和组织功能作用的治疗是消极的治疗，医院对我父亲治疗过程的后半段，就是消极的治疗方法，它不具有使我父亲受伤的脑部器官功能得到恢复的作用，因为它不具有使大脑得到氧的功能，不具有使大脑重新开始新陈代谢的作用，所以，消极的治疗方法只能是等待“灯枯油干”。

如果不知道排毒拔罐疗法的效果，不继续采用这样的拔罐方法也是情有可原的，但是，当我们在实践中发现了它的效果，就不应当去停止它，更不应该一再拒绝它，特别是在患者家属一再要求的情况下。用于缺少拔罐方面的专家，鉴定会的专家人员组成违反了《医疗事故条例》的规定，自然不能得出符合实际的正确结论。

如果以上陈述有错误，鉴定书应当以科学依据加以否认。如果是医院原有的救治措施产生了护理记录中的效果，也应当通过这些措施所依据的科学原理得到解释，并且在后来的救治中继续有同样的效果产生。可是，鉴定书并没有针对上述理由加以有科学原理的否认，而是提不出任何理由就一口否定了排毒拔罐的作用，明显违背了《医疗事故处理条例》的规定。

第四节　救治过程中得到的结论

任何一种科学的每一个进步，都要经历实践这一环节，或者来自于实践，或者要经过实践的检验。排毒拔罐疗法的每一个进步，都是首先来自于实践，并且能够被有数据说话的科学原理所认定。

我的父亲用他的生命，给我们留下了这份宝贵的医疗资料，在后人遇到类似病情的时候，可以借鉴。从我父亲的救治过程中，可以总结出以下结论：对于许多“脑死亡”病人，对于许多“植物人”，对于脑部缺氧造成的类似我父亲的症状，采取排毒拔罐疗法配合治疗，是很可能取得较好疗效的，但是留罐时间要足够长。关于“脑死亡”是不可逆转的断言，在许多情况下并不一定是正确的。

有过许多脑中风患者在出现严重的行动障碍后恢复得比较好，经过检查，原来的血栓消失了。在我们的施治经历中，脑血栓病人已经被证明是可以通过拔排毒罐治愈的；也有过脑震荡的病人，在医院里输液治疗反而越来越严重，后来通过拔排毒罐，出现病情减轻和恢复正常的情况。这些都能进一步说明上述结论的正确性。

在本书的其他内容中，我们还会得出相同的结论，即对于许多疑难疾病，采取排毒拔罐疗法治疗和配合治疗很可能取得较好疗效，因为排毒拔罐疗法的作用机制对于许多疾病都是相同的。

【第二章】

几个病例介绍

第一节　通过互联网的交流

2006年9月，有一位患者向我们咨询排毒拔罐疗法，她患有多种疾病，用过多种方法治疗。开始的时候，她并不认为自己能适合拔排毒罐，因为病比较多，身体比较虚弱，而且开始拔排毒罐时有比较强烈的头痛和憋气感。但是，她最终还是通过拔排毒罐使自己获得健康。我们通过信件、电话联系，到后来主要用电子邮件进行交谈，下面将一部分电子邮件的内容以“HUANZHE”作为患者的姓名记录下来，供读者借鉴。

------原始邮件------

发件人："HUANZHE"

发送时间：2006-09-13　10:15:58

收件人："paiduguan"

主题：包裹收到

李老师：

今天收到了排毒罐的包裹。谢谢。

以下是我的详细资料。

1. HUANZHE，女，52岁。

2. 中医确诊为：气血虚，肝肾阴虚。上半身上火，下半身寒凉。西医诊断为：轻度脑动脉硬化。心脏有退行性改变。

3. 我目前的身体感受是：睡眠差。后脑勺闷疼，气短，胸闷。腰疼，口苦、口干、口臭，眼干、眼红。后腰以下发凉。吃温性的食物上火，吃凉性的食物胃胀。

4. 我的要求：消除第3项所列的不良感受。让我健康起来。在拔罐治疗期间，尽量避免心脏憋气。

5. 我目前在诊所拔罐治疗。每个部位拔罐的时间只有十几分钟。原因是（1）时间长了我会感觉特别累，医生说我身体太弱，不可以超出身体的承受能力。（2）虽然只有十几分钟，大椎的罐口就起疱了。医生不愿意让疱加重，所以就减少了拔罐的时间。

6. 请李老师根据我的情况，制定适合我的治疗方案。

HUANZHE

我的回信（paiduguan<paiduguan@126.com>）：

您好!

因为我去沈阳，未能及时回信，请原谅!

看了您的资料，谈一下看法：

您想消除第3项所列的不良感受，是能够做到的，但是在拔罐治疗期间，可以尽量避免心脏憋气，却不一定能完全做到。

首先您要改变思想方法，考虑问题不要钻牛角尖儿，想不通的问题就不要坚持思考，而要转换一个问题作为休息，过一段时间再思考，特别是在睡眠前。

采用排毒拔罐疗法，您可以在大椎区、肝区、脾区(包括肝脾上、下尖区)以及腰中区(或两个侧腰区，左、右腰区)拔排毒罐，不能因为累和身体弱而减少留罐的时间，当然，您可以在开始的一段时间里拔十几分钟，但是归根结底还是要坚持拔40分钟以上，您才50多岁，不要紧的。您在坚持吸拔上述几个罐口部位的同时，再配合拔胃肠区，就可以减轻口苦、口干、口臭，眼干、眼红的症状，拔罐的同时如果出现胸闷、气短，也是正常的病灶反应，很可能是必须要出现的，许多人都经历过这个过程，轻重不同而已，书上已介绍过。如果诊所的医生能像我说的那样为您拔罐，就会取得好的效果。您如果只拔十几分钟，又不同意起疱和重罐，是很难奏效的。

如果接受上述建议，坚持拔一个阶段，看您能否承受，情况如何再联系，再分析如何选取上罐部位。

此致

敬礼!

李志锐

2006年9月21日

------原始邮件------

发件人："HUANZHE"

发送时间：2006-09-22　11:31:06

收件人："paiduguan"

主题：回复：Re：包裹收到

李老师：

我想按照您的建议从国庆节开始自己拔罐。

1. 大椎、肝区、脾区、腰中共5罐，能同时上罐吗？吸拔的时间相同吗？

2. 胃肠区是指③、④、⑤、⑨号罐口吗？什么时间上罐？与第1项的罐同时上吗？还是起罐后再上？“配合”的意思是每天都拔还是间隔着拔？

3. 要适应40分钟以上的拔罐时间，饮食上需要增加什么可以增强体力？

4. 如果我遇到急需解决的问题，在你出差期间如何能联系到你？

HUANZHE

我的回信（paiduguan<paiduguan@126.com>）：

您好!

拔排毒罐需要毅力，希望您在自己能承受的情况下坚持吸拔，不会有害处的，只能有好处!

1. 大椎、肝区、脾区、腰中，共4罐，不是5罐，可以同时上罐，也可以分别拔，关键是同时拔您承受不了，同时拔可以节省时间；吸拔的时间没有严格的限制，最好超过40分钟，不相同也不要紧。

2. 胃肠区，是指③、④、⑤、⑨号罐口，还包括⑦、⑧、⑨，开始先拔④、⑤，先拔偏下一些的部位；什么时间上罐都可以，如果确定拔，还是后背起罐后再上前胸的罐比较好，因为可以承受住，但是您身体弱，最好先拔后背的罐口部位；"配合"的意思是，每天都拔，但是也可以先只拔后背，即先按第1项做就可以，也可能解决上封信第3项的问题，待后背拔了一个阶段(如半个月)以后再拔前胸的部位。

3. 要适应40分钟以上的拔罐时间，如果可能，拔罐前后喝点加红糖的白开水。

4. 如果遇到急需解决的问题，可以打我们的座机电话，接电话的人可以把您的情况告诉我，她也同样能回答您的问题并提出看法。但是我先告诉您：只要是在拔罐期间产生的症状，很可能是病灶反应，继续坚持拔罐自然会消失，别担心！

此致

敬礼！

李志锐

2006年9月22日

-----原始邮件------

发件人："HUANZHE"

发送时间：2006-10-01　11:04:45

收件人："paiduguan"

主题：开始治疗

李老师：

我在9月28日开始自己拔罐治疗了。

1. 上罐方法是每两罐为一组，顺序是，大椎/腰中，肝区/脾区；肚脐/胃区（用一个大号罐，可以把整个胃都吸拔到）；左、右肠区（也是用大号罐）。

吸拔胃肠区时，没有同时吸拔大椎。我的身高只有1.6米，有的部位容不下两个中号罐。

2. 罐口反应和身体感觉。

9月28日，上午每组上罐15分钟，下午每组上罐15分钟。

9月29日，下午每组上罐30分钟。大椎起疱，出血。傍晚开始后脑勺轻度闷疼和晕，疲劳。

9月30日，下午每组上罐30分钟。大椎起疱增多，无血黄水，肝区两个疱。吸拔肚脐/胃区时，后脑勺开始轻度闷疼。傍晚起胸部轻度憋气，疲劳。

我原计划今天取消胃肠区上罐，避免憋气。看了你的邮件后，知道不是因为引气下行导致的头疼和心脏憋气，所以决定今天照常吸拔胃肠区。

HUANZHE

我的回信（paiduguan<paiduguan@126.com>）：

祝您中秋节快乐！祝您全家节日快乐！同时也祝您一切顺利！

您在拔胃肠区的时候，同时也要吸拔大椎和腰中区，观察一下后脑勺是否开始轻度闷疼以及傍晚起胸部是否轻度憋气、疲劳。

希望您能坚持下去。

此致

敬礼！

李志锐

------原始邮件------

发件人："HUANZHE"

发送时间：2006-10-04　11:17:42

收件人："paiduguan"

主题：回复：Re：开始治疗

李老师：

10月1日到3日，我吸拔的位置和时间依旧。上罐时，每次都抽8～10次。我担心如果吸拔胃肠区的同时吸拔大椎和腰中区，体力不支，所以没做。这几天的情况如下：

1. 每天大椎满罐的疱，5厘米厚的水。

2. 肝区、脾区10月1日开始都起疱了，奇痒。10月2日罐口里80%是疱，痒得轻了。10月3日罐口里80%是疱，不痒了。少量水。

3. 腰中，10月3日罐口痒，微红，没起疱。

4. 脐中没变色，胃肠区微红。都没起疱。

5. 身体的感受：有时候，吸拔胃肠区10分钟左右开始后头疼，有时是吸拔结束后开始疼。从10月1日起，头疼的程度越来越重。10月3日，我没有吸拔左、右肠区。脐中和胃区吸拔结束后，不只是后头疼，头顶和前额也闷疼。我仰卧在床上，双脚抬高到床头上，睡了20分钟，头疼轻了很多。但是45分钟后，又恢复先前的疼痛程度。轻度胸闷。

疲劳依旧，但没有加重。从自己治疗起，因为疲劳，所以比以往提前一两个小时睡觉。28日和29日，睡眠质量好。从30日起，睡眠一天不如一天。3

日晚上是最不好的，9点半躺下，11点钟还没睡着。凌晨3点起夜后，就再没睡着。越睡不着，头疼越厉害。我的身体特点是越累越睡不着觉。今天起床，后脑、头顶、前额、太阳穴疼痛依旧。微有胸闷。轻度虚汗。

6. 我自己感觉，可能是治疗力度大、体力不支的反应。在诊所治疗，每周一、三、五共3次，每个罐口10~15分钟。3月份开始拔罐治疗的时候，因为身体太弱，只能承受5分钟左右的留罐时间。长年的气血虚、肝肾虚，52岁的我已经是60多岁的五脏六腑了。20年前脸上和手上就长了老年斑。我还有很多身体症状没有告诉你，例如眼睛有时会有部分失明持续半小时左右，还有肩周炎、腿关节炎、大腿根/股骨头疼、腰疼等。说多了就乱了，所以，第一步，请你帮助我达到气血充盈，胃口好。血液和营养能濡养到五脏六腑，这样有些症状也就会消失了。

7. 我现在该怎么做？仍然留罐30分钟？上罐的位置照旧？我担心睡眠不好，无法恢复体力，影响胃功能和食欲，使身体不能良性循环。

HUANZHE

我的回信（paiduguan<paiduguan@126.com>）：

过节我没开电脑，今天才见到您的信，未及时回信，请别见怪。

您要达到气血充盈，胃口好，血液和营养能濡养到五脏六腑，不是能快速实现的，因为您体内的风寒太大，影响您的全身各个部位。考虑到您头痛得厉害，睡眠不好，所以建议您先不要在前胸拔罐，只在后背上罐。先拔大椎、肝区、脾区，腰中拔不出东西那就拔后肠区（或者命门区），每天只上这4罐，尽量多坚持一会儿。肝区、脾区不出东西可能是您的吸力小，尽量大一些，看看只拔这几罐，头痛的情况如何。

您别着急，正因为病多，才必须用这种拔罐方法，您如果要快治愈，就得多上罐，多忍受病灶反应；如果要病灶反应轻，就得每次轻点儿拔，治愈得慢。您将4—7日的情况告诉一下好吗？

此致

敬礼！

李志锐

------原始邮件------

发件人："HUANZHE"

发送时间：2006-10-08　09:59:34

收件人："paiduguan"

主题：回复：Re：回复：Re：开始治疗

李老师：

10月4日，我改变了上罐的顺序。首先吸拔脐中和胃区，然后吸拔后背。留罐时间每组30分钟。头疼减轻了一半儿。直到现在，我都是先吸拔脐中和胃区。

10月5日，由于头疼减轻，我又加大力度了。第一组脐中/胃区，共两罐。第二组大椎/腰中/肝脾区，共4罐。每组留罐40分钟。除了腰中，其他罐口的红白水增加，并有黏液状流出。疲劳。

10月6日，每组40分钟，腰中起了满口的大疱。后背其他罐口依然黄水多。很累。睡眠差。中度头疼。

10月7日，每组40分钟。脐中罐口3个小疱，可能今天能起多疱。后背多疱多水依旧。很累。睡眠差。中度头疼。

现在只有胃区没有起疱。只要头疼能够忍受，我会一直这样做下去。

HUANZHE

我的回信（paiduguan<paiduguan@126.com>）：

看了您的信，感到您开始自己动脑筋了，这是一个飞跃。每个人的病是不完全一样的，都要结合自己的情况采取不同的措施。

本来建议您只拔后背4罐，现在脐中/胃区也拔得可以，那就拔这6罐。关键是后背的4罐要坚持拔，待肝区、脾区拔净后，向下拔两肾区，每个罐口部位的力度最后要达到拉动排气筒15下以上也不觉得受不了，连续三四天不出东西，痂脱落，再停罐，换其他位置。

继续坚持拔一个阶段，头痛还会出现反复，也就是头痛轻了一些日子，还会又稍重一些，再轻，再重，再轻，直至痊愈。相信您一定会通过自己的努力治愈疾病！

此致

敬礼！

李志锐

2006年10月8日

我的信（paiduguan<paiduguan@126.com>）

您好！

您拔罐有一个半月了，还在坚持拔吗？现在情况如何？您的姐姐情况怎样？愿意的话请介绍一下。

李志锐

2006年11月14日，“HUANZHE”回信：

李老师：

是的，我和姐姐一直在坚持每天互相拔罐。

我还是先拔脐中和胃区，再拔后背。每次拔罐45分钟，大椎、肝区、脾区，一直在一拨一拨地起疱，大椎从10月28日到11月7日出了11天的果冻样黏稠物。有4天没有出，11月12日又开始出“果冻”，但是数量只有过去的50%。肝脾区出了7天的果冻样黏稠物，但是数量只有大椎的一半。腰中的疱/水/黏稠物，比较少。脐中和胃区的第一拨小疱消失后，几乎不再起疱，每天只出一点粉色的水。我想可能是腹部的脂肪太厚的原因吧。现在大椎可以抽拉15

次不感到疼，肝区、脾区可以抽拉13次，腰中10次左右。10月中旬，我曾经试过前后6个罐口同时吸拔，又出现了头疼、失眠的症状，只好再分两次吸拔。

我现在的睡眠比较好，口臭减轻了80%，凉性、温性的东西都可以吃，只是还要注意搭配和控制数量。头疼和胸闷在逐渐减轻，体力增强了。

姐姐出"果冻"最多的地方是华盖区，其次是神道，肝区、脾区次之。脐中和胃区和我的情况相似。身体的病症减轻了。

我俩感到最难忍受的是每次吸拔时的奇痒，痒得发抖，眼泪都出来了。我们就相互鼓励，坚持治疗。身体病症的减轻是支撑我们坚持治疗的动力。

原以为两个月就可以结束一阶段治疗，但是现在看起来要远远长于两个月。书上说要半年到一年，真是够长的。

老师有什么好的经验，可以让痒减轻一些？

HUANZHE

我的回信（paiduguan<paiduguan@126.com>）：

您好！

您和您姐姐的病主要是由于风寒和风湿，所以才奇痒，如果要减轻，可以在现有部位的基础上再多排罐，但这些排罐部位的留罐时间可以短一些，20分钟左右，别让它起疱就行，也许能减轻。

你们的腿部有没有不舒服的情况？如果有，可以在腿部上一罐。

此致

敬礼！

李志锐

2006年11月15日，“HUANZHE”写道：

李老师：

1. 如果多排罐，是在上下左右，具体在什么位置？

2. 我们的腿是有问题的，膝盖都不好。我的大腿根（股骨头？）经常疼。应该在哪里上罐？我担心在腰以下增加上罐，会引气下行，导致头疼。

3. 我的肚脐下方有手术的刀口，很硬，没有弹性。每次脐中起罐，都会使刀口的皮去一层。多次反复，已经有一个小洞无法愈合（我没有糖尿病）。我想换一个地方，不知道哪个地方能替代脐中。10号罐口或9号罐口？

HUANZHE

我的回信（paiduguan<paiduguan@126.com>）：

您好！

1. 如果多排罐，可以在后背、腿上，主要是在痒得严重的地方上罐，只拔20分钟即可。

2. 在腰以下增加上罐，不会引气下行，导致头疼，您可以试一下，在膝盖两侧或腿后侧三阴交穴处上罐看如何。

3. 在4号区的位置、肚脐上部上罐比较好，已经形成的小洞如果不愈合，就用较小的罐在小洞上上罐。

您的病比较多，所以需要的时间比较长，不能急。

此致

敬礼！

李志锐

2006年11月18日，“HUANZHE”的回信：

李老师：

1. 是的。

2. 现在，背上的罐口，除了痒以外，增加了火辣辣的疼，比单纯的痒要容易忍受。所以，我们没有在其他部位增加上罐。

3. 是的，我一直都在吸拔4号的胃区。我使用了一个大号罐，把3号和4号区一起吸拔了。

4. 停止在脐中上罐，刀口疤痕上的小洞已经结痂了。但是，只要上罐，罐口的边缘刚好磨在这个点上，起罐时，结痂的部分又会被搞下来。我试过多次都无法避开这个点，也无法使结痂不掉下来，只好放弃吸拔脐中了。这个点在肚脐下约10厘米的地方。

5. 停止吸拔脐中后，我在肚脐两侧上罐，两罐之间只留出肚脐，也就避开了刀口，试了多次没有成功，因为过去脐中的罐口，皮肤已经不平整了，两个10号区分别能吸拔到一半不平整的皮肤，易漏气。我只好将两个罐吸拔在肚脐左右很远的地方，使罐口的边缘碰不到不平整的皮肤，这样可以吸住罐，但可能效果不好，请老师指教，是否可以这样继续下去？

6. 我前一段时间曾经试过加大吸拔脐中、胃区和腰中的力度，结果出现胸闷，口干，看来我现在还不能在腰以下的罐口增加力度。

HUANZHE

我的回信（paiduguan<paiduguan@126.com>）：

您好：

您后背上的疼痛可能是由于结痂干裂引起的，配合外敷膏药可以减轻。您可以到药店买黑膏药，在起罐后敷上，再次上罐前取下，也可以在上罐前用湿热毛巾敷一会儿。

即使离肚脐远一点儿，也不影响，完全可以。您自己可以认真分析，在各个部位试验着拔，每个人的情况是不完全一样的，只要明白了原理，就会找出适合自己的方法。

此致

敬礼！

李志锐

2007年5月16日，“HUANZHE”写道：

李老师：

我第一拨吸拔大椎、肝区、脾区、腰中已经结束。第二拨吸拔神道、肝和脾上尖区已经3个月，命门10天。神道区拔出“大果冻”长达25天，拔出血块6天。肝区、脾区拔出的“果冻”和血块要少得多。肠胃区吸拔的第一拨还没有结束。

我姐姐的咳嗽已经完全好了，那可是抗生素和激素都没能治愈的病呀！她吸拔命门时，每天出泡沫长达15天。

HUANZHE

我的回信（paiduguan<paiduguan@126.com>）：

您好！

发来的邮件收到了，谢谢您！通过您的拔罐过程，我也收获了很多经验。比如说：你先拔后背，后拔前胸，结果头痛加重；改为先拔前胸，后拔后背，头痛能减轻，这就是很重要的一条经验。我以前为了减轻拔罐的疼痛，主张先在后背拔，后在前胸拔，实际上并不适合所有的病症，对于风湿引起的头痛就不适合，应当每次上罐的时候，先上前胸的罐，后上后背的罐，风湿时前后同时上罐。

您的来信说您姐姐咳嗽好了，这是令人高兴的事儿。没有其他毛病当然可以停些日子，但是以后有可能继续表病。假如再出现咳嗽，也不要见怪，因为可能有反复，再继续拔罐就会真正基本治愈了。

您的拔罐过程需要增加留罐的时间，不着急换位置，如果能坚持40分钟那是最好的。您已经有了很多经验了，只是还缺少增加留罐时间后的经验和体会，以后会逐渐体会到的。

希望您能继续坚持，取得更多的经验！

李志锐

“HUANZHE”写道：

李老师：

姐姐虽然不咳嗽了，但是没有停止拔罐。我们计划将五脏六腑全拔一遍，让身体健康起来。

我们每次上罐的时间是49分钟。大约上罐到40分钟时，罐口就有强烈的感受，45分钟时，感受更强烈。痒和痛难以忍受。

姐姐两天来肝区的罐口皮下肌肉的部分点位很疼，不敢动它，上罐后，疼得无法忍受，只好停止拔罐。这是病灶反应吗？怎么办？

我俩都有罐外疱出现。上罐时，罐的边缘刚接触到罐外疱，过一段时间，罐外疱会被吸进去，启罐时，都会把罐外疱的痂揭下来。罐外疱每天结痂，每天又被揭掉新痂。怎么办？

HUANZHE

我的回信（paiduguan<paiduguan@126.com>）：

您好！

您的姐姐现在还发热吗？您现在的情况怎么样？

特别是您在拔罐时头痛的情况还加重吗？发个邮件介绍一下！

李志锐

2007年11月7日

2007年11月09日，HUANZHE的回信：

李老师：

1. 姐姐昨天的体温降到了37℃。过敏的红斑大部分消退了。前天开始，鼻子和嘴的三角区过敏加重。回想这次的情况，我们认为有两方面的原因，一是药物过敏，她在膝盖注射了玻璃酸钠，第二天头上开始起过敏的红斑，然后蔓延到全身并伴有发烧，最高到38℃。二是拔罐的反应。医生说，药物过敏一周就可以痊愈。可是在第八天的时候，鼻子和嘴的三角区又新起了过敏红斑。这可能是拔罐的反应还在继续。不知对否。

2. 我从8月初起，拔完肺，手上就起过敏的红斑，很痒，但挠得厉害就会疼。两三天就会消失，然后再起新的。后来扩展到脚和小腿。不发烧。现在，隔两三天还会起红斑，但是面积小了，痒得也轻了。我自己感觉，是肺的病灶反应。不知对否。

3. 我现在胃和肠区各拔10下，命门拔10下，不头疼。但是它们中任何一个罐加到11下，就会头痛，如果坚持11下，就会出现胸闷，脚抽筋，睡眠差。恢复到10下，上述不适的症状都会消失。我希望腰以下能多拔，这样下半身的寒气可以拔除。但是，每次加到11下，都会引起不适。所以，只能维持10下。

4. 我现在后半夜口苦减轻了50%，但是还没有全部消除。这是肠胃的毛病，还是肝脏的毛病？白天的口苦、口臭消除了80%。

我的回信（paiduguan<paiduguan@126.com>）：
您好！

很长时间没有问过您的情况了，能告诉一下您和您姐姐的情况吗？

李志锐

2008年8月22日HUANZHE的回信：
李老师：

我们继续拔罐，没有停止。

姐姐因为拔罐，带状疱疹康复得比较快，医生说，她能这么快地恢复并且后遗症很轻，是很少见的。

我现在拔胃肠区、后心区、肾区和大椎。大椎在拔第二拨了，是为了配合肾区拔的。即使有大椎15下相配，肾区也只能拔12下，只要多加一下，就会出现头疼、胸闷、出虚汗、失眠的症状。拔后心和肾区，睡眠有改善。但是，早上起床口苦的问题仍没有解决，不知是哪里的毛病。

2008年8月23日"HUANZHE"写道：

我的胃口挺好。拔罐后体重增加了15斤（7.5千克），现在控制饮食，避免继续胖下去。基本做到营养均衡，荤素搭配，我知道我的脾胃功能较差。

因为身体状况越来越好，所以心情也不错，没有烦心事。拔罐的效果支撑着我们继续坚持，不觉得是负担。我们现在的状况是痛并快乐着（拔罐的过程很痛苦，身体越来越健康，很快乐）。我们计划一气呵成，除非有特殊情况不得不停下来。

以上是这位患者与我们通过互联网交流经验的一些情况。

许多患者对于排毒拔罐疗法不了解，认为对自己的病情不会有帮助，就像这位同志，先是在诊所拔罐，每周一、三、五拔罐，每次留罐的时间比较短，属于常见的拔罐疗法，效果一直不理想，好在她并没有因为在诊所拔罐没有取得效果就拒绝排毒拔罐，才能够在排毒拔罐以后，身体逐渐好转。

排毒拔罐疗法对身体各个部位的疾病都有较好的治疗作用，即便您对自己的病情不十分了解，也可以自己进行拔罐治疗。俗话说"针灸拔罐，不好去一半"就是这个意思。至于为什么那一半没治好，就是因为没有拔排毒罐，没有像唐代人王焘记载的那样拔罐，没有做到"数数如此角之，令恶物出尽，乃即除。当目明身轻也。"

当然，我们不但要敢于拔罐，还要善于拔罐。这位患者能够结合自己的情况，从不能拔排毒罐到能拔，从每次留罐十几分钟到后来每次留罐40分钟以上，逐渐增加拔罐的力度和强度，尤其是她能够自己动脑筋选择上罐次序，说明治病更需要结合自己的具体情况去做，这些是她能够使自己逐渐恢复健康的关键！

病灶反应在她和她的姐姐身上出现过，比如出红斑、发热等症状。她们事先有了思想准备，并没有因为这些反应停止拔罐。

许多人身上的疾病都不是短时间内就能治愈的，尤其一些人要经历比较强烈的病灶反应。如果减轻病灶反应，就要延长治愈的时间。以自己能承受为原则是恰当的，就像这位患者一样，逐步恢复健康，虽然时间稍长一些。另外，这位患者逐渐增加拔排毒罐力度和强度的拔罐措施也是比较好的，因为这样做，可以逐渐增加对排毒拔罐疗法的认识，比较稳妥。

第二节　从老师的讲述

从老师是丹东的一位教师，一个心地善良的人。一般人都不太愿意将自己的治病经历说给别人听，但她希望自己的经历能够让更多的人知道，供更多的人借鉴，并且要我们将她的话记载下来，告诉更多的人。

她自述“患有先天性支气管扩张，常年打针吃药，后来发展到冬天也得开门窗，否则喘不上气儿，每年要花许多的钱治病、输液，后来这些都不管用了”，可以说是患上了疑难病。有一天，她突然想到走路时看到过“根治型拔罐”这几个字，就来到我们这儿，经过两次咨询，开始了拔排毒罐的过程，至今再也没有吃药来治这个病。丛老师自从拔排毒罐，病情有了明显好转。过去到外面经常打喷嚏、感冒，现在抵抗力增强了许多。

她说：“人为什么会生病？就是体内垃圾堆满了，人就得病了。根治型拔罐就是将体内的垃圾直接排出去，人就健康了，不会生病。”“治病有主动与被动之分。假如说我们现在身体上的疼痛不通过拔罐治疗，而是忍受下来，那么这种疼痛不会被别人取代，而是在我们的体内积累下来。等到有一天，我们年纪大了，得了痛风，甚至得了癌症，我们会痛得坐立不安，甚至会想到自杀。拔罐是主动的忍受疼痛，这样就可以避免以后得痛风和癌症的被动局面。”“对于治病过程中产生的疼痛，是高兴的疼痛，这种心理状态本身就治病。”

她说：“拔罐把整个的疼痛分成若干次能承受的痛苦，是皮外之苦，而疾病的疼痛是皮内之苦，毕竟皮外之苦要比皮内之苦好得多。”“人生就是苦的，不可能不得病。拔罐的苦是以苦为乐。经常拔罐，并不感到太疼，而是上罐以后觉得好受，所以，我也没把上罐当个难事，应当配合拔罐将病治好！”

她说：“有时由于停罐以及吸拔不及时，病气将皮肤毛孔堵上了，这时用小手术刀将类似瘊子一样的东西（指多次重罐以后罐口部位上形成的脓包），用刀尖在中间挑一下（别用三棱针），将里面的东西挑出来，这样就和刚起疱一样，继续出大量的脓水和烂肉。”“在大量排病的时候，这样挑也不觉得痛，甚至将烂皮带疱一起割掉，此后经常出沫子，我认为是风气将毛孔堵住了，平时没有这个状况，只有割去才出现。这样做刮得溜光，皮肤愈合以后也不黑，和平常一样光滑。”

从老师介绍了她自己在拔排毒罐过程中的经验。她在起罐以后，将买来的医用纱布迭片打开，取出一片，将纸塞在其中，然后将纱布敷在罐口部位，再用胶布粘住。使用后将迭片中间的纸取出扔掉，换上新纸，纱布片可以继续使用。她在环跳处拔排毒罐的时候，就是这样用的，疱和脓水特别多，一天得换好几次纸。

从老师在拔罐过程中总结的许多经验，很值得我们借鉴。她说：“在拔华盖区的时候，华盖区部位的皮肤表面形成了一个大硬块儿，上面还有疤，重罐许多次也拔不出东西，但是胸闷的现象仍旧十分严重，心里想该怎么办？于是用小手术刀挑开硬块，黑色的血夹带着沫子和脓水，直向外冒，这时再扣上罐子，感到很轻松。留罐两小时，原来的硬块一点点儿地就消失了，疤也没有了。接连放了几天血，每次都是用针挑，挑的地方不疼。就这样，从华盖区到胸口，天天拔，每次都用一大堆手纸。”“前两天睡觉觉得胳膊麻，于是从肩头的两侧放血后就拔罐。每次不再是40分钟，而是五六分钟，后来手也不麻了，也好使了，腿上这样做，腿也好使了。”

她说：“只用拔罐，皮肤的痕迹重，如果结合放血，皮肤不会留痕迹，用小号罐就可以。还可以先放一次血，拔一会儿罐，如果有其他事情，过一会儿再回来放血和拔罐也可以。”“在身上痛点疼得受不了，又憋得难受的情况下，我就在痛点放血并拔罐，立即止痛。这时的针要消毒，皮肤上也要用酒精消毒。”“对于担心拔罐留下痕迹，使皮肤难看的人来说，用放血疗法结合拔罐，也是比较好的。”

一年前她就告诉过我们病情有了很大好转，最近丛老师告诉我们：以前她的脸上有比较多的黑斑，现在退了许多，再也不用像以前那样靠美容来遮掩了。

在《排毒拔罐疗法》一书中，我们也提到过一位沈阳的女同志，在拔排毒罐以后，面部的黄褐斑消退了许多，容貌年轻了许多。在我们丹东，前不久也有一位经常患病的女同志，通过拔排毒罐，脸色明显好转，引起一位患糖尿病的邻居也坚持拔罐。其实，这样的事情是比较多的。

第三节　一位较多种疾病患者的拔罐过程

2006年末，一位尿毒症患者的母亲通过医生知道了排毒拔罐疗法，决定采用两条腿走路的方法治疗自己女儿的病。她一面请这位医生为她的女儿拔排毒罐，一面服用有关专家的药物治疗。下面是这位患者的经历。

这位患者45岁，30岁的时候患上了肾病，被医生诊断为间质性肾炎并发展成尿毒症，同时还患有严重的精神疾病等其他病症。根据医生告诉过服用“喜太乐”这种药，可以看出患病的程度。在拔罐以前，她吃不下饭，饭量少；睡不好觉，经常几天不睡觉；每天依靠服用大黄才能通便。由于贫血，长期注射促红素，精神状态也不太好。

她在2006年12月开始拔排毒罐，先在后背的上、下、左、右部位上罐。2006年12月5日的上午，她的母亲来电话，告诉我拔出东西了。我告诉她留罐时间要达到1小时，她照办了，结果神道、肝区、脾区、肾区都拔出了大量东西，而且各个罐口疱的颜色都不相同，有的是黄疱，有的是黑血疱，有的罐口100多个疱，密密麻麻的。

拔罐一段时间后，有一天晚上，她突然发烧，体温达到了40℃，由于事发突然，晚上无法找到药，她也就没有吃退热药，第二天早上热退了。

大约是2007年4月，她脖子后的大椎部位起了个类似痈的东西，同时高热39℃多，前3天“痈”迅速发展，直径5～6厘米。她们都非常吃惊，为她拔罐的医生也很担心，打电话问我们是怎么回事。我们告诉她这是病灶反应，是体内向外排病气的一种反应，不要害怕，应该继续拔。后来，这位医生一面继续在这个部位拔罐，一面用青霉素输液，经过3天，热退了。20天后，这个“痈”的痕迹才消失。

2006年11月23日检验结果：肌酐为717.4（单位为

微摩尔/升，为叙述方便，后略）；2006年12月2日肌酐为686.5；2007年1月24日肌酐为805.4；2月14日为809；4月23日为867.3；6月28日为702.8；至2007年8月13日检查肌酐为1037.6；9月10日为1032.1；10月11日为1102.0；11月30日为1380.3。这一年中间她有过泻肚、发烧、牙疼的情况。

她在2007年上半年的拔排毒罐经历可以说明，拔排毒罐没有对她的病情中的肌酐结果起不良作用。因为她是在2006年12月开始拔排毒罐的，2006年11月23日检验结果，肌酐数值为717.4，至2007年6月28日为702.8，期间一直是在这个范围。在这半年内“痈”的出现，说明病灶反应比较强烈，也说明拔罐的力度比较大。

“2007年2月11日，她突然不会打太极拳了，也不会发短信了，反应特别慢，话也说不出来……”据她们的来信介绍，在这期间，由于精神疾病的原因，患者服用了喜太乐，3月4日，她们改为服用维思通，同时继续拔罐。

2007年2月11日出现的症状也是患者的病灶反应，但是，由于对排毒拔罐不了解，她们以为是精神疾病的原因，所以，又连续服用了喜太乐或维思通。

2007年7月21日，她来电话告诉我们她拔了近10个月了，血清肌酐在1000多。我告诉她继续拔，留罐1小时以上，不要着急。

从2008年3月8日开始，患者后背的大椎、神道区罐口出疱，又是密密麻麻！左肾10多个，命门两处40

多个。两肾周围也拔了，肝、脾等部位不出东西了，但是前胸部位又大量出疱。

她前胸的前心、肩井、前肺尖、胃区、肠区以及肚脐全都出疱，大包、章门也出很多的东西。这些部位都很疼，40分钟的时候就叫喊，但是起罐以后，她很舒服。大椎和命门第二天就成了大黑疱，也疼。

从3月8日开始，患者的脚背、小腿脚踝骨及眼睑水肿（中午就消了），早起呕吐。肿的现象是十几年没有过的。患者感觉吃饭、睡觉都有好转，其他都还正常。这时拔罐又出了很多东西，尤其是颈肩（两边）、颈椎、神道、前胸的前肺尖（两边）等。章门、大包也往外出脓水，就剩下气海和小腹没拔了。

2008年3月初开始，她的睡眠好转，精神状态也有好转，只是眼睑有些肿，脚也肿。一直到3月12日，眼睑、脚、踝关节肿，吃饭还可以。

2008年的3月3日，检查血清肌酐为1896，尿素氮为37。她们在来信中说："2008年3月3日化验，结果十分可怕，医院大夫要求透析……"

患者感到头晕，于是在3月19号到医院检查，血清肌酐为1724，尿素氮为37.32。由于医生的警告和母亲的关切，她开始住院治疗，并且进行了腹部透析，透析以后，她们来信说："立即见效的是精神感到好转许多，生活质量提高了。不能接受的是她如此透析下去，一直到死，实在折磨人，只得走一步看一步了！"

以下是患者在2008年3月的几次化验情况：

日期	肌酐 （微摩尔/升）	尿素氮 （毫摩尔/升）	尿酸 （微摩尔/升）	（注）
3月 3日	1896.5	37.54	539.0	
3月19日	1724	37.32	481	（开始住院检查）
3月24日	1226.5	22.54	354.0	（3月20日开始透析）
3月30日	908.8	14.28	295.0	
3月30日	908.8	14.28	295.0	

她在住院的超声检查结果显示有双肾萎缩，呈弥漫性损害，另外实验室检查丙肝阳性。4月22日出院后，一直在家做腹部透析。由于住院，一直到5月末，她都没有拔罐。

连续的透析使得她的血清肌酐稳定在900多，在接连多次的检验中，肌酐都是在900左右，医生说腹透只能将肌酐维持在900多的水平了，不能再降低了。因为肌酐数值太高，医生将她每天腹透的次数从4次增加到5次。

在透析以后，她出现了血压高的症状。据她的主治医生介绍，血压高是由于透析造成的，血压经常在160/100毫米汞柱或者140/100毫米汞柱，有时伴有头痛。她以前从未有过高血压的情况。每日服用降压药、镇脑宁等药物。

在电话往来和信件中，我们对她在拔罐过程中出现的肌酐数值不断升高的情况进行了分析。我们认为这些都是病灶反应的正常现象。由于病灶的大量活动和外排，肾功能还没有开始恢复，在这个转变的过程中很可能出现这些情况，只要继续拔排毒罐，这些反应就会逐渐好转。根据2008年3月的两次化验结果，可以说明这一点。比如，未透析前3月3日的检查结果：肌酐为1896.5，尿素氮为37.54；3月19日，透析前一天的检查结果：肌酐为1724，尿素氮为37.32，这两组数据说明肌酐的数值已经从最高值开始下降，这两个数据相差170多（虽然这还需要从后来的数据进一步证明）。但是，由于医院的医生并不了解拔罐的事情，患者对于拔罐治疗也没有经验，当出现了身体不舒服，并且在医生的劝说下，自然会接受透析的方案，这些都是很正常的。而且，我们也认为，疾病的治疗应当有医生和医院的配合，采用透析的措施，可以使患者处于安全的环境中，也是必要的，在透析的过程中，当肌酐数值下降到安全范围内，可以停止透析。但是，我们认为：不应当停止拔排毒罐的过程，因为现有的医疗措施很难使尿毒症患者的肾功能得到恢复，很难使疾病治愈，必须要有使肾功能得到恢复的治疗方法。本着这样的思想，我们在信中建议患者继续拔排毒罐。

我们的建议得到了患者的同意，据她们的来信说在2008年的5月25日，她们又开始了拔罐。

她们每天拔9个罐，每次留罐40分钟，直至8月1日，已经基本出了两拨了。在这期间，7月9日，患者的后胃区出了一个疖子，硬块儿逐渐加大，在拔罐过程中，出了两次血块，至8月2日皮肤才痊愈。7月20号出现多种病灶反应：泻肚，呕吐，左、右腋下淋巴肿痛，一夜未眠，腿脚不好使，眼皮跳动，但是第二天什么都不耽误，脑子清醒，但反应慢。从7月20日开始眼睛发红，一直到8月2日，变粉色了，至8月4日，已接近正常。

她们在信中说："病灶反应很神，不吃药就好了。去年一开始拔罐，她的脚就有一次臭，并且发烧，一次39℃多，第二天就退了，以后，颈椎又出现痞子。"这位患者的母亲为了要明白拔出来的到底是什么，就委托医生对拔出的东西进行化验，结果只证明是一些厌氧菌。以前也有人对所吸拔出来的东西进行了化验，结果也是一些厌氧菌。仍旧没有更多的发现。

她们在信中说："十多年来，大夫和专家都诊断为间质性肾炎，从未有医生说她是肾小球肾炎，这次诊断仍和十多年前差不多。"

她们在2008年8月5日的来信中说："5月25日开始拔罐以来，左肾区又出一个大黑疱，40多个中小疱，还有透明、黏稠、半固体拉丝冻，之前命门很痒，现在右肾也痒了，估计也快出黑疱了。其他7个罐还没有动静（即未出东西），出疱跟着痒走，周期这次长，弄不准规律。过去是7～8天，休息1～3天又一拨。这次手脚不肿了，只是脸早上有些肿，也弄不清是病灶反应还是别的原因。每日透5次，先维持，走着瞧吧。血压仍是160/100毫米汞柱，就是不降！拔罐能不放弃，透析也只能听天由命了。"

在她们的来信中，我们可以看到拔排毒罐所出现的各种反应。尽管她们是自己在家中拔罐，并没有得到我们的具体指导，不过也取得了比较大的进步，可以从后面的检查结果得到说明。

在9月19日的来信中，她们将9月18日的化验单寄了过来。在信里她们说："肾病专家咬定透析不能再降肌酐，就900多了，没想到这次下降到816，不能不承认这与拔罐有关！精神好也许是与拔罐有关。再观察下去吧，是不是假象，化验有误差……上次因血压高头痛咳嗽，现在好些。从今天开始脸又肿了，大夫讲用2.5透析液可能好些，只是眼睑、下巴肿得明显，手脚没肿。"

在11月14日的来信中，她们介绍了这个周期的身体情况："到2008年11月13日，大椎、左脾、左肾10天，紧接右肾共出19天结痂；之前左肾、后心、右肝、命门都出8～10天，都是大量血疱，最后都以中实疱、沫告终，结痂。"

11月13日进行了化验，两肺、大椎已进入第七天，大椎最后形成中实黑疱结束。两肺水疱实疱20～30个结痂（现正拔中），大椎天天拔，这次至11月13日满罐大出（好久不出了）。

11月13日的检验，正逢拔罐排病的一次小高峰，就像信中所述："这次至11月13日满罐大出（好久不出了）。"这次的检查结果，肌酐是900多，说明了肌酐数值的升高是拔罐使疾病大量活动排出的结果；11月13日检查结果中的红细胞、血红蛋白、红细胞压积这三项是进一步好转，几乎都进入了正常值，而且自5月25日恢复拔罐以后，至11月，连续5个月，这三项都逐渐好转。

在11月28日的来信中，患者说出现了腹透感染，于是又住院采用抗生素治疗，消除感染后的11月20日又进行了检验，肌酐值降到861.1，但是，由于感染和抗生素输液，患者的体力下降，再次使她的红细胞、血红蛋白、红细胞压积这三项低于参考值，低于了7月31日的水平。由此可以看出，药物对肾的伤害有多么大，尤其是对于肝肾病人，如果采用中医药配合治疗，也许能够将好转的势头继续下去。

由于腹透引起了高血压（以前她没有高血压的情况），使她出现了轻微脑梗（CT检查），因此我建议她逐渐停止腹透，并向她指出：在肌酐1400多的时候，她的女儿精神状态不是也比较好吗？只要继续坚持拔排毒罐，病情会继续好转的。可是医生不了解拔罐，为了避免风险，要求她继续透析。透析期间出现蛋白流失、血压较高等现象，反而延缓好转的进程，甚至演化出其他的病症，比如脑梗死。

2009年1月10日，她们在电子邮件中说："元月九日血压正常，皮肤光滑，重点调整拔心脏。现在视力模糊，重叠，医生说是肾病引起的。"

在2009年1月14日的电子邮件中，她们说："我女儿眼睛模糊已一个月，经查眼底一团糟，有白雾，点一次施图伦（Augentropfen）眼药水，雾消失，看字重影。打手机费劲，没有大好转，犯精神病时严重。每日透析4次，眼、脚肿晚上重。逐步停止拔罐，等待化验。"在2009年1月30日的电子邮件中，她们说："谢谢！我女儿的眼睛已经好多了，无重影，看电视不费力。还未查看眼底。"

在2009年2月24日的电话中，她的母亲告诉我们她眼睛好转很多，眼底检查情况也比较好，而且身上的肿也都消了许多。

在2009年2月24日至3月30日，她的脸、手、腿和脚经常处于每天肿了消，消了又肿的反复中，始终服用降压药。

以上是这位患者从2006年12月至2009年2月的拔排毒罐经历。在这位患者的经历中，发热到40℃是令人胆战心惊的。有谁能烧过39.5℃还不吃退热药，扎退热针呢？特别是在医疗条件完善的今天。也就是恰好她家中没有备退热药，太晚又无法买药，所以只好坚持到天亮，热也退了。在前面的介绍中有过发热到39.5℃以上输液退热的例子，我们评论说：如果不采用药物退热，也许能使患者疾病好得更彻底。现在这位尿毒症患者的例子又一次告诉我们，在拔排毒罐的过程中，出现发热的情况，很可能都是病灶反应，一般不必用药物退热，可以自然消退，虽然发热持续的时间可能比较长，这是人体内与疾病斗争的过程，必须继续坚持拔排毒罐才能恢复正常。如果停止了拔排毒罐，斗争的过程还在继续，可是帮助人体免疫力的力量得不到继续加强，这个过程就可能会延长。

但是，我们并不是说发热的情况都不使用退热药，要根据具体情况。如果在医院的各项检查中没有发现什么问题，就应该首选物理降温，观察一下。如果经过检查有炎症，再对症用药。在用药的同时，还应该坚持拔排毒罐，不过，这在现有的医疗制度下是不可能的，因为现有的医疗制度还不认可这种拔罐方法。也正是因为这一点，在我父亲的抢救过程中，医院拒绝拔罐的方法导致了我父亲的无法救治。我们在这里介绍了这些经过，如果以后有人遇到了这样的情况，可能处理得更恰当。

现在这位患者的精神状态比较好，她周围的人，特别是和她类似的患者自觉状态远远不如她。她自从拔排毒罐，吃得香，睡得着，精神头也很足。用她母亲的话说："过去由于精神状态不好，对外交往常常不能自理，需要有人陪伴，现在能够不用别人陪伴了。"

以前我们并不知道排毒拔罐能否治疗精神病人，在《排毒拔罐疗法》一书出版后，有一位沈阳的男同志，经常给我们来电话咨询，在前不久的电话中，他告诉我们，他坚持采用排毒拔罐，治愈了自己所患的精神疾病。现在结合这位尿毒症患者的拔罐经历，我们认为：排毒拔罐能够对精神疾病起到较好的治疗作用。

由于这位尿毒症患者坚持"两条腿走路"的方针，遵从医生的话，腹透继续进行，药物的副作用还在影响着她病情好转的进程，比如，由于在2008年11月腹透感染又一次加重了病情，延迟了已经好转的过程。我们只能证明排毒拔罐对于她的精神疾病起到了比较好的治疗作用，对于尿毒症的拔罐效果就不能下结论，因为还需要时间。为了不影响尽早介绍本书的中心思想，我们决定不再等待她以后的拔罐效果，不再拖延出版这本书。

第四节　咽喉息肉的病例

在《排毒拔罐疗法》一书的病例介绍中有一段关于咽喉病的介绍，讲的是一位患者嗓子里长息肉，手术后咽喉紫黑色，小舌头（悬雍垂）萎缩，医院再次检查后无法治疗，后来通过二位老人的拔罐治疗得以治愈的例子。

2009年，深圳的一位嗓子里长息肉的患者，到医院寻求治疗，他所求医的医院很负责任，向他介绍说：即使手术，效果也不会好，所以不能手术。这位患者向一位美容按摩师说明了这个情况，那位美容按摩师向他介绍了排毒拔罐疗法，经他同意，为他在前胸咽喉下部华盖区的位置和肚脐上面的部位以及后背的大椎区上罐，拔了一个多月，经过医院检查，息肉已经消失，这位患者十分高兴。这位美容按摩师也高兴地向我们回馈了这个好消息。

第五节　脑　瘤

在《根治型拔罐疗法》一书的前言中，我们曾经写道："根治型拔罐疗法……对于一些难治之症，也会起到意想不到的治疗效果。这种疗法是一种对疾病根治性治疗的方法……本书的作者有位七旬老人，……总结出这种疗法的治疗经验，以期能够帮助患有多种疾病而经济拮据，至今没有寻找到合适的治疗方法的患者……”很高兴，我们又看到了一个应用根治型排毒拔罐疗法治愈顽症的事例。

2009年10月2日，广东佛山的一位政府干部在手机短信中说：“……之前曾打电话请教排毒拔罐疗法，我们用你的排毒拔罐法治疗很多例脑瘤患者，取得了一定的疗效，并买了很多书推荐给其他有需要的人。在喜庆的日子里，发个短信表达我们的谢意……”由于对其中的内容不了解，我们通过电话与这位同志进行了交谈。后来这位同志将他的经历通过电子邮件告诉了我们。下面是这位同志的邮件内容，同样，我们还是用“患者”来代替真实的名字，这并不妨碍这件事情的真实性。

关于脑部疾病治疗的一些情况

您好！我是广东佛山市南海区一位脑部病人的家属，是在政府部门工作的公职人员，我们用你的排毒拔罐法和扎针医治脑部疾病的情况如下：

我们来到武汉，这里曾经用此法治病的都是脑胶质瘤（脑癌）患者,有200多人，他们都是在全国各地大医院中进行过手术（有的已复发）或者是大医院无法手术而来武汉找一位叫李源生（无证医生）治病的。来这里前，大部分人已是倾家荡产，走投无路，这时寻找到您的治疗方法。治疗脑胶质瘤是世界医学难题，按西医说法这个病无一例不复发。给我们治病的是武汉的李源生，他是一位68岁的老人，他治疗脑部疾病不收分文（其他病10元每人），他是在5年前给一个名叫周灿的男孩治疗时偶然发现您的方法加上他的扎头针可以治好本病的。于是在网上公布这一消息，由此全国各地的病人纷至沓来，如果说周灿没有开过刀，不能完全定性，但有位患者潘淑华，2006年8月由北京天坛医院刘教授开刀，确认为多形性胶质母细胞瘤，而后经过放疗、化疗，2007年8月又复发，于2007年12月来这里治疗至今，肿瘤完全消失，她的精神和身体完全正常。另外还有雷玉梅、曹建标、吴凌轩、李素玲、白帆、朱遂昌、李腊梅、周宝丽、陈福寿、王胜等人，也经过此法的治疗完全控制住了病情，肿瘤虽然没有完全消失，但他们都是各地大医院无法治疗的患者，都经过了九死一生的痛苦阶段，而今个个状态良好，每天在这里充满信心地接受治疗。

李源生的治疗方法是这样的：他先在病人头上扎上十来支直径是0.35毫米的头针，然后采取你的方法叫病人自己拔罐，每天一小时，天天不间断，他声称能坚持3个月就过一小关，6个月就过一大关，过了9个月就无生命危险，坚持两年就能彻底治愈，虽然成功的个案不多，但病情好转的个案不少。我看李源生心中也没有底，真实的疗效现在还处于探索阶段。

我家病人20多岁，在武汉治疗了4个多月后回家，现在不间断地用你的方法加扎针治疗，还采用穴位按摩、饮食调理，现已经快到6个月的时间，病情还算稳定，希望苍天有眼，再加上自己的努力以及你们的支持，我亲人的疾病能彻底治愈。我很想得到您的指点，也很想前去您处拜访请教，万分感激！

自从我家人得病后，我已走遍全国各地寻医问药，家里的医书也有一书柜。现在我的心愿是能治好自己亲人的同时，能出点力将您发明的排毒拔罐疗法向全社会推广，给更多的绝症病人（或久治不愈的其他疾病的病人），特别是无钱医治的病人带来健康的福音。从我们几次联系中，我知道李医生你是一个不可多得的好人，我也算是一个善良积德之人，希望我们能成为好朋友，为社会做一点好事。多谢了！！！

广东佛山市南海区患者家属

2009年11月5日

看过他的情况介绍以后，我从网上搜索到了关于李源生医生的整个事情经过。也证实了上面这位同志介绍的关于李源生治疗脑瘤事情的真实性。下面是李源生医生2009年6月30日在新浪网博客中的话：

"我是一位民间中医，通过继承和发展中医技术，在2004年开始给一位脑胶质瘤患者进行头针辅助拔罐治疗，治愈了该患者。以后我就开始了针对性的研究。2007年11月，通过网上公布了不手术、不吃药、不收费能够根治胶质瘤的这一消息，全国各地有8位脑胶质瘤病人来治疗，经过3个月的治疗都收到了很好的效果。2008年8月底病人从8人发展到现在的55人。目前有10位病人已经治愈，有核磁检查结果为证。为了给远道而来的病人和家属提供方便，我免费治病，目前积累的经验表明，只要坚持治疗3个月，胶质瘤就不会再危及生命，一般半年会有很好的效果。"

在前面的内容中，我们介绍了排毒拔罐疗法具有对脑部疾病的治疗作用，现在，通过李源生医生治疗脑瘤的真实病例，也进一步证明了我们上述结论的正确性。李源生医生用针灸和拔罐结合的方法为患者治病，他的拔罐方法，也是属于我们介绍的根治型拔罐疗法的范围，他将这样的拔罐疗法与他的头针疗法结合起来以后，产生了如此好的治疗效果。这件事情进一步说明：将其他疗法与排毒拔罐疗法结合使用会产生更好的治疗效果。

我也看到了有一些人对李源生医生不信任，这也是正常的，因为许多人所患的疾病是比较复杂的，不可能很快痊愈，导致一些人产生怀疑。只要这部分患者继续坚持拔排毒罐，做到疾病的排出速度大于脑瘤生长的速度，是能够有比较好的治疗效果的。

第六节　我的排毒拔罐经历

每次拔排毒罐，我都要忍受比较严重的疼痛，尽管现在已经不会再出那么多的疱和脓水。

我接触拔罐是因为曾经被医院检查诊断为“胃窦腔狭窄、胃伸缩功能欠佳、慢性胃炎以及十二指肠溃疡、胃溃疡”。当时遇到一个朋友，谈话中他说到周围有一个患有同样诊断结论的病人，并且说这是那种难治病的前期。说者无意，听者有心。我听到了这样的话，心里也多少有点负担，也不知道他说得对不对，总想尽快治好这些胃病。虽多次求医，但未见明显好转，后来在岳父、岳母的劝说下，开始拔排毒罐，治愈了慢性胃炎以及十二指肠溃疡、胃溃疡，并通过做胃镜证实已经治愈，这些在《排毒拔罐疗法》一书中有过介绍。为了避免积累疾病，我每年都要在后背拔半个月到一个月的排毒罐，平时自己在前胸也经常上罐。

因为长期连续地拔排毒罐，我的前胸腹部分，在肚脐、肠区、胃区、华盖区、腹区和前肺尖区上罐，已经都拔不出东西了。可是，生活中的不顺当的、人生不如意之事也免不了让我着急、生气、上火，很有可能种下病根。为了前文所述医疗事故鉴定的专家组成违规的事，有一天我连续几次受了些气，心情很不顺，当时就感到胸前有点闷疼，晚上在疼痛处上了一罐，真是立竿见影：满罐的疱，有一半以上是黑紫的疱。起了罐以后，感到心情松快了许多。看着这些满罐子的疱，心想：病也立竿见影！得病也真快！何必呢！还是自己心胸太狭窄了，有什么可值得生气的？落下病还不是对自己不利！幸亏拔罐，如果过去遇到这样的事情，没有拔罐，不就落下病了吗？尽管拔罐，也不能认为自己就不会再患病了。

大约是在2007年，一次我右腿跪在床上拿东西，突然感到膝盖下方一阵疼痛，赶紧下床来，仔细摸膝盖，发现在右膝盖下边的皮肤里有一个小拇指盖大小的疙瘩，因为跪的时候压着它了，所以感到了疼痛，不压的时候不觉得疼。由于那个阶段事情多，也没有将这个疙瘩放在心上。

2008年7月的一天，我再次跪在床上拿东西的时候，又挤压了这个疙瘩，很疼，才把这个疙瘩重视起来。我想起了在《排毒拔罐疗法》书中介绍过的那位老医生的经历，他用了3个月的时间将自己身上的疙瘩拔消失了，同时脑子里又想起在中华医药栏目中，看到过一位科学家及时切除癌细胞的事情。现在想起来才知道，为什么那位老医生对疙瘩那么重视，疙瘩消失了又那么高兴！

我将那位科学家的事情从网上中华医药栏目下载并简要记录下来，大致是这样的：

在清华大学，有一位叫董铎的教授，他在52岁、54岁和64岁的时候居然3次遭遇癌症。

开始他感觉衣领部位有点摩擦，后来一摸，有个差不多2厘米大小的疙瘩。切片检查的结果出来后，当初被认为是良性的肿瘤居然是癌症。不久后，医生把董铎教授右边的腮腺全部切除，手术十分成功。

1988年的一天，他又突然摸到两个1毫米大小的硬疙瘩。他又经历了一次大手术，他一共被拿掉了12对淋巴结。经过化验，12对淋巴结中第一对带有癌细胞。由于发现及时，癌细胞还没有扩散和转移。64岁那年，体检的时候，医生说左肺有点问题，有一个3～5毫米的小结节，就是一个黄豆粒大小的结节。在董铎教授的坚持下，实施了开胸手术，医生在董铎肺部黄豆大小的肿物里发现了还在发展中的5%的癌细胞。

看了董铎教授的这段经历，结合自己腿上的疙瘩，我也有自己的判断。以前看过一些报道，说人体每天都产生癌细胞，甚至明确到产生10万～100万个癌细胞。且不管是否真的如此，只根据董铎教授两次疙瘩的经历，根据那位老医生的经历，也足以说明自己膝盖上疙瘩的问题了。尽管我没有去医院检查，但是我知道：要想确定这个疙瘩是什么也是一件比较麻烦的事情，从董铎教授的经历也可以参考得出结论来。就算确定有癌细胞又能怎样，只会给自己和亲人在精神上和经济上增加负担，特别是经济上的负担！对于我们来说，检查确定以及治疗都会是一个不小的数字。

我决定拔罐，拔掉这个疙瘩，看看在自己身上能不能通过拔罐将它去掉，能用多长时间拔消失。

2008年8月8日，我记住了这个日子，我想计算一下，自己能用多长时间将这个疙瘩拔消失。

右腿膝盖右侧稍下一点儿的位置不太容易上罐，我使用排毒罐的异型罐。由于上不住罐，只好不停地拉动排气筒，终于不知拉动了多少下，才上住了罐。开始的时候我留罐一小时，罐里面出了比较多的疱和脓水。我坚持拔了一个月，有一次摸了一下，感觉这个疙瘩没有了，心里挺高兴，可是过几天仔细一摸，又出现了。这个时候，心里犯起了嘀咕，并且不由得敬佩起那位老医生，敬佩他的毅力和实践精神。那位老医生在开始吸拔的时候，也没很快就见效，那时他并不知道排毒拔罐疗法究竟效果如何，但是他还能坚持3个月，终于将身上的疙瘩拔消失了，这能不令我敬佩吗！不用说，我更得继续拔罐。

吸拔这个疙瘩，也存在吸拔后的问题。一是有可能吸拔后疙瘩消失，一切正常；还有一种可能是，在消失的过程中发散，也就是转移到其他地方。开始吸拔腿上疙瘩的时候，虽然有上面的想法，但是我的思想还是比较放松的。思前想后，认为自己还是要像2000年秋治疗胳膊酸麻胀痛的过程那样，继续坚持拔排毒罐，只有这一条路，无论自己是否患上了恶疾。如果没有患上，可以通过坚持拔排毒罐治愈身体的不适；如果患上，趁还没有严重，加强拔排毒罐，争取起到较好的治疗作用。本书中介绍的那位乳腺癌患者都能“死马当活马医”，都能证明拔罐能杀死癌细胞，我不是更应该这样做吗！

我在这个部位坚持拔下去，每次留罐接近一小时。一个月以后，这个位置已经拔不出东西，也不容易上住罐，因为这个部位的皮肤已经粗糙，我仍然是不停地拉动排气筒，这期间又出过几个疱。

为了配合拔这个疙瘩，我在前胸腹部的华盖区、前肺尖区、胃脘区、肠区、脐中区、左右腹区上罐，其中的胃脘区、肠区、脐中区分开上罐，即每个阶段只上其中的一罐，腹部保持3罐。同时也在后背的大椎、肝脾区、肾区、腰中区、后胃区上罐。我白天上一遍，晚上再上一遍，上完前胸上后背。即便感到好转，还是要再坚持拔一个阶段，看看这样的努力，能获得什么样的结果。

出版《排毒拔罐疗法》一书的时候，没有将拔排毒罐时皮肤表面罐口部位的情况拍照下来，这次将拍的一些照片登载出来，以便更多地反映实际状况。有人说起罐后的情况是很难看的，血糊糊的，甚至很恐惧，难怪有人说是“自残”、“自戕”，不过我们并没有上面所说的感觉。随着不断地重罐，这些情况就会消失，只是在皮肤上留下一些痕迹，就像我们在前两本书中介绍的那样，“会留有痕迹，但是会消失的”。

就这样坚持到年底，终于将膝盖上的疙瘩拔消失了，跪着的时候也不疼了。

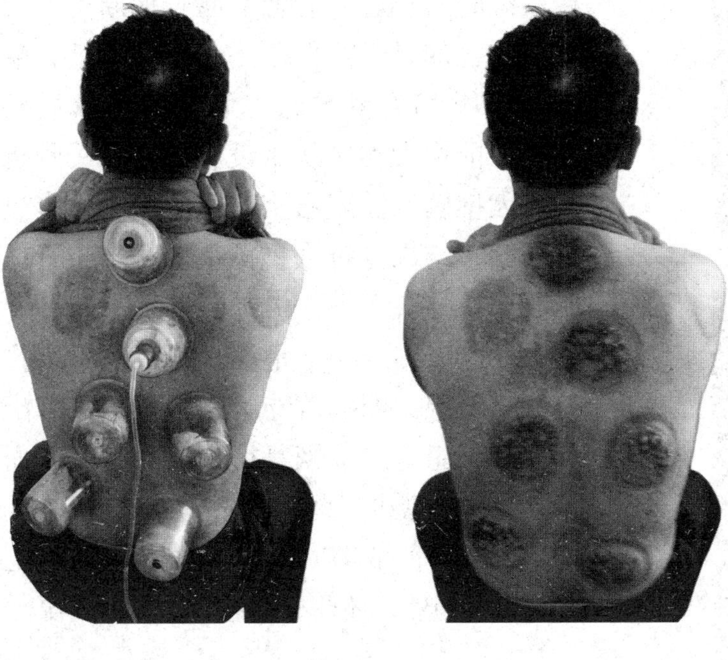

在《根治型拔罐疗法》和《排毒拔罐疗法》一书中，已经对一些常见病的排毒拔罐治疗做过介绍，可是，疾病的种类有许多，经常有一些读者询问其他疾病的排毒拔罐治疗方法。

我们在介绍排毒拔罐依据的科学原理时说过：只要是人体血液循环能到达的部位，只要能上罐，排毒拔罐疗法都能起到一定的治疗和辅助治疗的作用，所以，排毒拔罐的应用范围比较广泛。

拔罐不能接骨，但是如果接骨以后配合拔罐疗法，患者会恢复得更快、更好。当然，不能只拔一两次。有过一位老人，在晨练时不小心将后背的肋骨摔断了，没住院，吃的是云南白药，只能坐着睡，喘气、咳嗽都疼得难忍，她的身体体质较好，以前拔大椎区从来没有出过疱，骨折后拔大椎区，满罐密密麻麻的疱，一直拔到结痂，结果骨折恢复得很快，半个月就能散步了。

举这个例子并不是说骨折后都不用住院，只是想说明倘若能够采用排毒拔罐配合治疗，患者应该恢复得更快、更好，而且医疗费用减少，药物的副作用也小。

许多疾病都可以采用排毒拔罐治疗和配合治疗，当然，还要根据患者的具体情况。

为了直观和方便读者参考，下面介绍一下具体病症的拔罐部位。他们之中每一组上罐部位都是可以根据需要改变的，也不是都必须拔到的。在同一个阶段内可以选择其中的一组，当然，由第一组开始最好。在拔罐的过程中，如果某一个罐口部位已经吸拔不出东西，痂已经脱落干净，可以从其他组中选另一个部位上罐。

第一节 感 冒

感冒是一种上呼吸道感染性疾病，在春秋气候变化时多有发生。实际上，易患感冒的人，多是自身经络不畅通，身体免疫力差，以致稍受风寒便感冒上身。

感冒有风热型、风寒型感冒，也有混合型的感冒。感冒的症状一般有两种：（1）发热，多汗，咽痛，咳嗽；（2）不发热，无汗，头痛。发热时，可取神道区和腰中区上罐；不发热的情况，取大椎区和腰中区上罐。

当感冒发热的时候，如果检查血项，可能会被告知有炎症。许多病有可能是病毒引起的，病毒经常存在于血液之中。我们都知道，脾生血，肝藏血。所以，应该吸拔肝区和脾区（包括肝、脾的上尖区和下尖区）。脾是最大的淋巴群，通过吸拔脾区，提高人体的免疫力，通过吸拔肝区，排除病毒及血液中的病态物质。无论从前胸还是从后背看，脾都是位于人体左半部，同样，肝位于人体的右半部，我们称之为左脾右肝，一左一右。当感冒发热的时候，同时吸拔左脾右肝，将血液中的病毒消除并吸拔出来，达到治愈的目的。我们常常不清楚自己属于哪一类的感冒，也可能是混合型的，所以，我们就同时在上、下、左、右各上一罐，这样，对这几类感冒就都可以起到一定的治疗作用。

【上罐部位】①大椎区（或神道区），②肝区，③脾区，④腰中区（或命门、尾根区）。见图1。

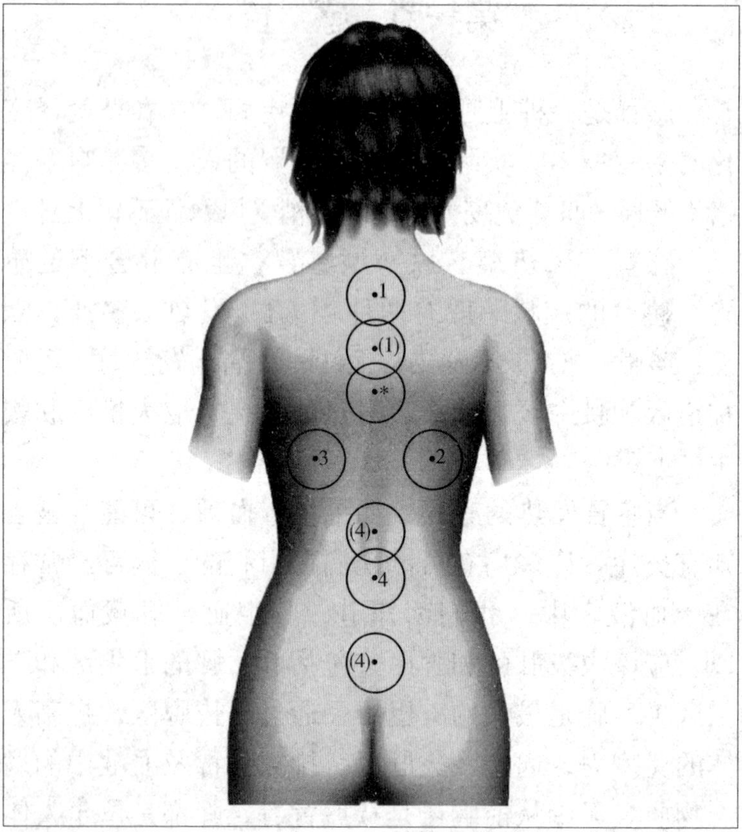

图1　感冒上罐部位参考图

在发热重的情况下，上罐以后就可以控制并开始降温。一般拔3次左右就可以缓解发热症状。发热严重时，可以每日上罐2~3次，待发热减轻以后，再减为每日1次。吸拔时一定要达到力度，才能有良好的效果。有的情况下伴随其他部位有病，还要参考其他病症的治疗方法来选择上罐部位。

对于儿童发热，可以在后心区上罐，时间要短一些，20分钟左右即可，多拔几次。

有的发热是由于其他病症引起的，在未找到病因之前一定要坚持拔罐，控制和减轻病情。

第二节 咳 嗽

咳嗽分为外感咳嗽和内伤咳嗽两种。外感咳嗽是由于感冒引起的咳嗽，内伤咳嗽多因患慢性气管炎、支气管炎或肺结核等疾病。

外感咳嗽往往开始时比较强烈，可以在上罐的同时，准备一杯温开水，在有咳嗽的感觉前，用少量的水压住咳嗽。

内伤咳嗽多是病程较长，应及早治疗，特别是应当采用这种拔罐疗法治疗。内伤咳嗽，除了肺部和气管的疾病以外，胃肠疾病也应当治疗。肺主肃降，清气上升，浊气下降，若胃肠有病，则下降不顺，导致气逆而咳，所以要治疗胃肠。所需拔罐时间长短要根据病情决定。

【上罐部位】外感咳嗽：①神道区，②肝区，③

华盖区，④胃脘区（或肠区），⑤脾区，⑥腰中区为第一组；内伤咳嗽在外感咳嗽第一组的基础上，继续拔下面的部位：⑦大椎区，⑧肝下尖区，⑨脾下尖区，⑩前肺尖区，⑪脐中区为第二组；⑫尾根区，⑬命门区，⑭左右肾区，⑮后肺尖区为第三组。见图2。

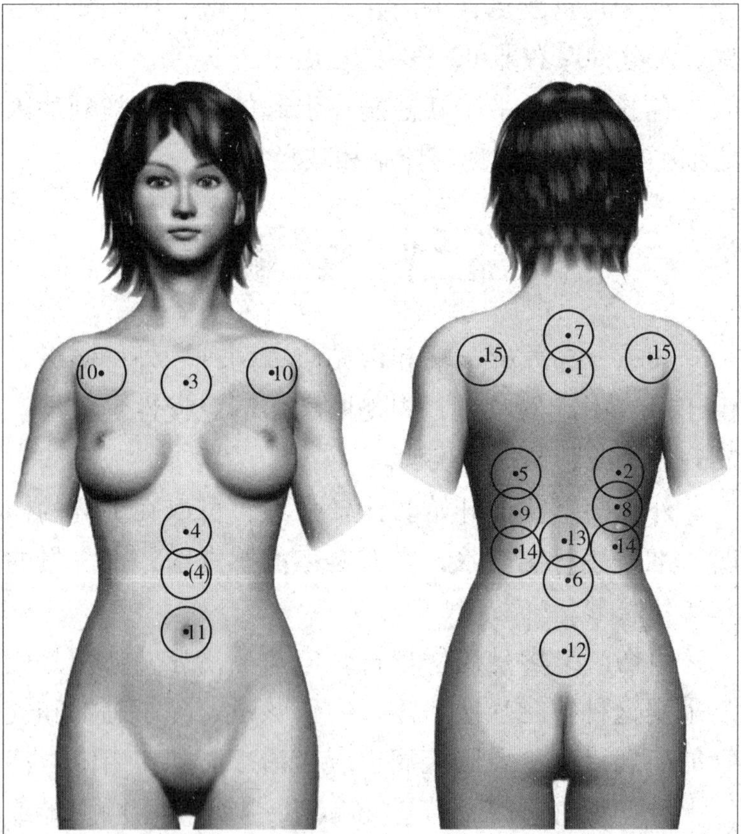

图2 咳嗽上罐部位参考图

第三节 哮 喘

在出版《根治型拔罐疗法》一书以前，吴彪老先生为一位哮喘病患者采用排毒拔罐疗法进行过治疗。这位哮喘病患者现在50多岁，自幼就患有此病，常年与药物为伴，忍受哮喘的折磨。听说吴彪老先生能用拔罐治愈一些疑难病后找到他，请他拔罐。吴彪先生为他拔了两个月，他感到明显好转，后来吴彪老先生让他回家自己继续拔罐。过了几个月，他感到哮喘又严重起来，于是又来到我们这儿咨询。

我们向他讲述了病灶反应的道理，告诉他以前的好转是因为表面部分的疾病被吸拔了出去，但是，身体内还有尚未活动起来的病气，这部分更深层的疾病现在向外表了出来，哮喘似乎又严重起来，所以还要继续拔罐。许多慢性疾病的拔罐治疗过程都可能出现这样的情况，都是波浪式的向好转方向发展，不会是一条直线式的好转过程。他回去又坚持拔了一段时间，果然哮喘病又再次好转，此后他继续坚持拔罐，很长时间没有复发，身体一直比较好。

在《排毒拔罐疗法》一书出版后，有一位60多岁的男同志，他听说了吴彪老先生拔排毒罐的事情，特地到他那儿考察了很长一段时间，观看其他人拔罐排毒的过程。在认真地进行了调查后，他认为确实有效果，于是他自己和老伴也开始了治疗。

这位同志的老伴患有严重的哮喘病，据他介绍，哮喘严重的时候，要靠吸氧来缓解病情。2006年3月他们开始拔罐治疗哮喘，拔了两个多月，病情明显好转，并且来我处讲述所取得的好效果。停罐两个多月后，在国庆节前哮喘又发作了，他感到不理解，来我们这儿询问原因。我告诉他一是天气开始转冷，二是还会有病灶反应的过程，还应该继续拔罐。

从我们这儿回去以后，这位同志带老伴到沈阳求医治疗，结果无功而返。后来仔细回想了一下我们当时的介绍，又开始了拔罐排毒。2007年元旦过后，老同志来到我们这儿，告诉我们：元旦前的拔罐使他老伴的哮喘病再次得到了控制，也对在治疗哮喘的过程中会有反复，应该坚持拔排毒罐才能真正痊愈的道理有了进一步的认识。

他在2007年春节后又为爱人拔罐，天气冷，他就用被遮盖一下，主要在两侧的后肺上尖区、两肾区上罐，出了许多脓水。3月10日，他来我们这儿告诉我们好消息：他的爱人现在不再依靠吸氧，哮喘症状有了很大好转。我们说：病灶反应经常碰到，不容易被人理解，这也是许多人不能坚持下去的一个重要原因，一旦能坚持经历这个阶段，就会对排毒拔罐疗法有比较完全的了解，取得比较好的效果。老同志还感觉到左后肺尖区对治疗心脏病有较大作用，右后肺尖区对肺部的治疗有较大作用，再加上两肾区，对治疗哮喘很有效。

2008年春节过后，这位老同志来到我们这里，向我们介绍说，他的老伴在春节期间不但没有停止拔罐，反而是每天上罐两次，每次9罐，这一阶段拔罐的特点是出的脓水比前几次还多，现在，他的老伴再也不用吸氧了。

这位同志的老伴，从2006年3月开始拔罐，经历了2007年和2008年，中间停止了一段时间，连续拔罐只有约一年多的时间。她的拔罐经历，也说明长期的慢性病不是一朝一夕就能见效的，祛病如抽丝，一点儿一点儿地将病向外排。

【上罐部位】①神道区，②肝区，③脾区，④命门区，⑤华盖区，⑥胃脘区为第一组；⑦大椎区，⑧左、右肾区，⑨前肺尖区，⑩肠区为第二组；⑪后肺尖区，⑫肝上尖区，⑬脾上尖区，⑭尾根区，⑮脐中区为第三组。见图3。

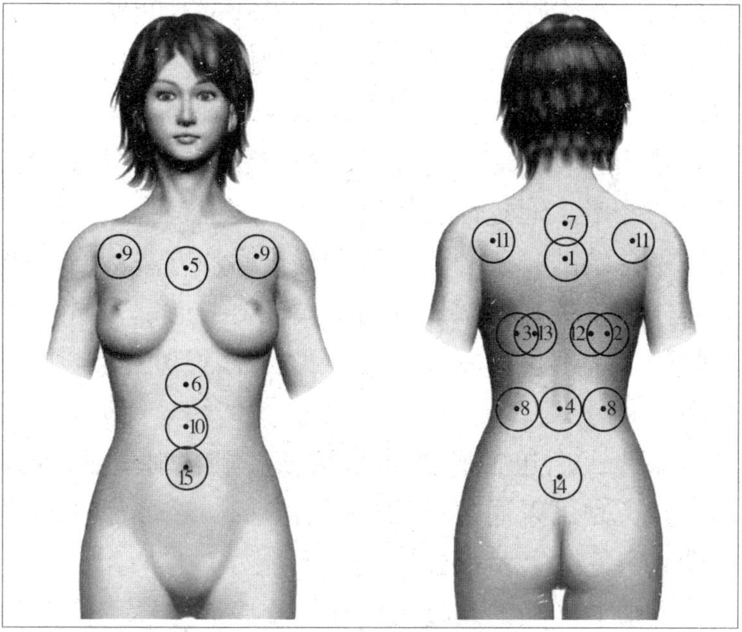

图3 哮喘上罐部位参考图

第四节　肺部疾病

五脏六腑的疾病中，肺部的疾病是比较容易治疗的，因为肺主表，主皮毛。在日常生活中患了感冒以后，我们常常冲碗姜糖水，发发汗，这就是因为肺主皮毛，发汗将风寒驱除，就能治愈感冒。根据这个道理，为了将疾病从体内排出去，应该重视肺主皮毛的功能，加强对肺部区域的吸拔。

在拔排毒罐的过程中，身体内部的疾病不断地通过各部分组织表到皮肤表面。皮肤表面一拨一拨地出疱，出脓水，通过皮肤向外排病，不是只出一次疱就可以的。在治疗疾病的时候，如果肺部有问题，就应当先在肺部的区域开始上罐，使身体有一个比较好的向外排病的通道，更好、更快地向外表病。特别是风湿较重的患者，应该先疏通肺部的经络，将风寒通过肺部的经络、通过体表排出体外，这也是我们在拔罐经历中总结的一条经验。用重复拔罐的方法治病，针对具体疾病选择上罐部位的时候，要考虑是否同时选取肺的上罐部位。一般来说，我们经常选取前肺尖区（即中府区）。

肺部疾病包括肺炎、肺结核、肺气肿等肺部疾病，肺炎是可以通过排毒拔罐治愈的，这种疗法可以减少和避免抗生素的副作用。

古书上已经记载过用拔罐的方法治愈过“肺痨”（即肺结核），黑岩东五先生的《真空净血疗法》一书也记载了他在无药可医的情况下，采用拔罐疗法治愈自身所患肺结核的经过，我们也有过肺结核患者采用排毒拔罐疗法配合医院的药物治疗，很快治愈肺结核，节约了许多医疗费用的经历。所以，临床采用排毒拔罐疗法治疗肺结核以避免和减少抗药性，其效果是不必怀疑的，用排毒拔罐疗法治疗和配合治疗肺部的疾病，效果是比较快和比较好的。

治疗肺部疾病时，罐口部位着重选取与肺部病灶距离最近的皮肤表面区域。一般来说，我们经常选取前肺尖区、神道区、后肺尖区、华盖区、肺区等部位上罐。肺在中医属金，属手太阴肺经，土生金，所以还要吸拔胃肠的部位，帮助肺部恢复健康。如果风寒和风湿较重，可以在绕腰的一圈，避开裤腰带的位置选择上罐部位，从下面排出风寒。金生水，在肾的部位上罐，增强肾的健康，减少肺的负担，也是帮助肺恢复健康需要上罐的部位。

沈阳有位80岁左右的老教师，患有肺间质性纤维化疾病，喘得很厉害，严重到腰都直不起来，他的学生采用排毒拔罐的方法，为他吸拔了10次以后，腰板能够挺起来了，病情有了明显的好转。

【上罐部位】①神道区，②肝区，③脾区，④前肺尖区，⑤命门区，⑥后肺尖区为第一组；⑦大椎区，⑧左、右肾区，⑨华盖区，⑩脾上尖区，⑪肝上尖区为第二组。见图4。

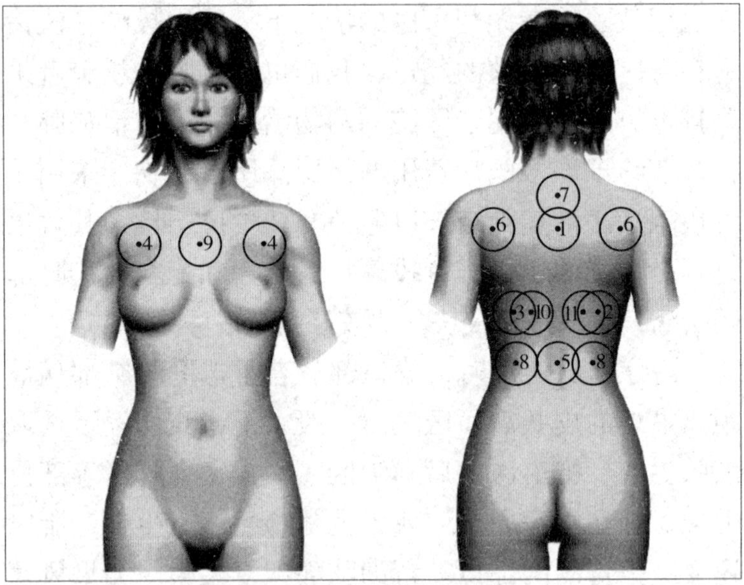

图4　肺部疾病上罐部位参考图

第五节　胃肠疾病

胃肠疾病包括胃炎、胃溃疡、十二指肠溃疡、肠炎等消化道疾病。除了胃区以外，大肠区、小肠区都应该拔到。由于胃肠的体表面积比较大，对于两个罐口部位交叉的地方，没有拔到的部位，也都要拔到，要拔彻底，胃肠疾病是能够通过排毒拔罐治愈的。

【上罐部位】①左胃区，②后胃区，③脾区，④肝区，⑤脐中区为第一组；⑥胃脘区，⑦左、右结肠区，⑧后肠区为第二组；⑨大椎区，⑩肝下尖区，⑪脾下尖区，⑫尾根区，⑬左、右肠区为第三组；⑭肠区，⑮前心区为第四组。见图5。

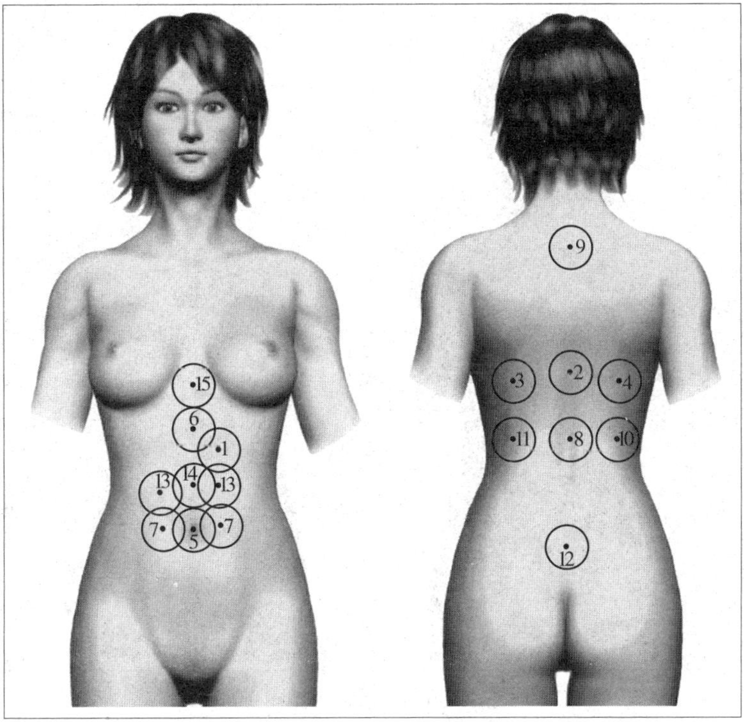

图5　胃肠疾病上罐部位参考图

第六节　痢　疾

包括各种情况引起的泻肚。一般分为急性和慢性。即便是急性，也可以先上罐，每日2次以上，帮助控制病情。

【上罐部位】①胃脘区，②左、右肠区，③左胃区，④脐中区，⑤后胃区，⑥尾根区。尽量将胃肠区都拔遍，留罐时间要长，力度要大。见图6。

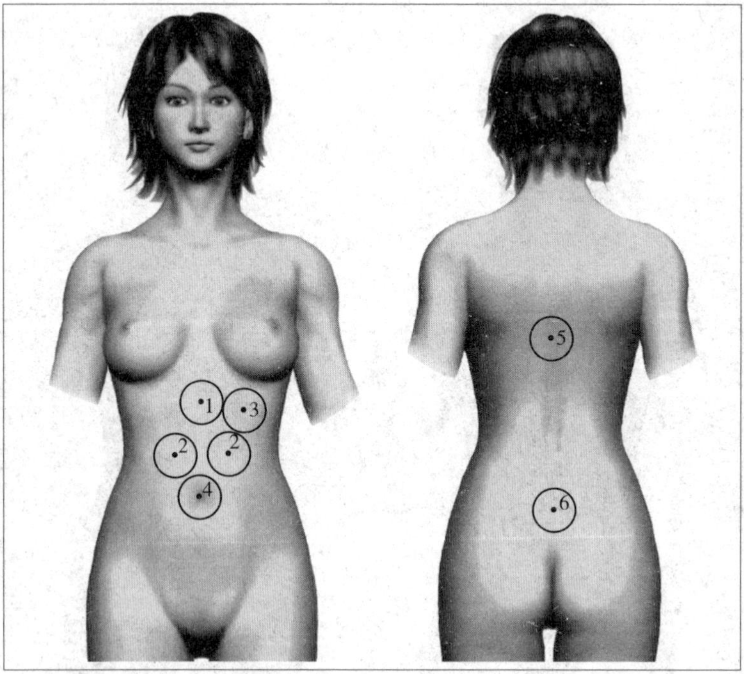

图6　痢疾上罐部位参考图

第七节　牙痛、口臭

【上罐部位】①胃脘区，②左、右肠区，③命门区，④脾区，⑤肝区为第一组；⑥脐中区，⑦后胃区，⑧左、右肾区为第二组。见图7。

一般情况下，牙松动了尽量不要拔掉，如果坚持重复拔罐，是可以长好的，可是，拔掉就不可能再长出来了。

如果拔了很久，口臭依旧，更不能停罐，因为是胃肠和肝胆的疾病比较多，应当继续坚持拔排毒罐。

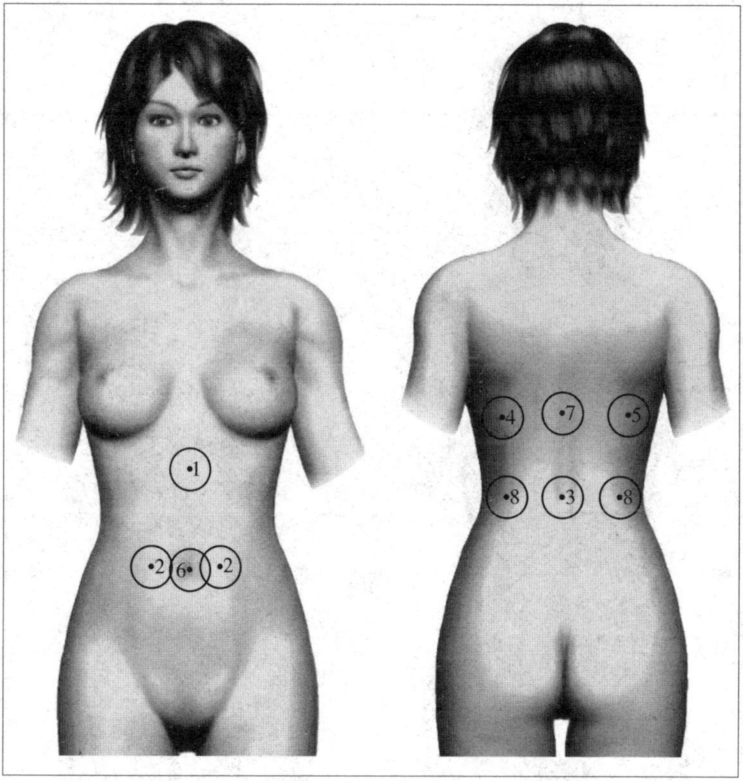

图7　牙痛、口臭上罐部位参考图

第八节　胆囊炎

胆囊炎的主要特征是右上腹疼痛并影响到右肩及背部，并伴有呕吐，经常被误认为是胃病。

【上罐部位】①大椎区，②胆区，③胆囊区，④左、右肠区，⑤脾上尖区为第一组；⑥后胃区，⑦胃脘区，⑧期门区，⑨右腹区，⑩命门区，⑪肝上尖区，⑫肾俞区为第二组。见图8。

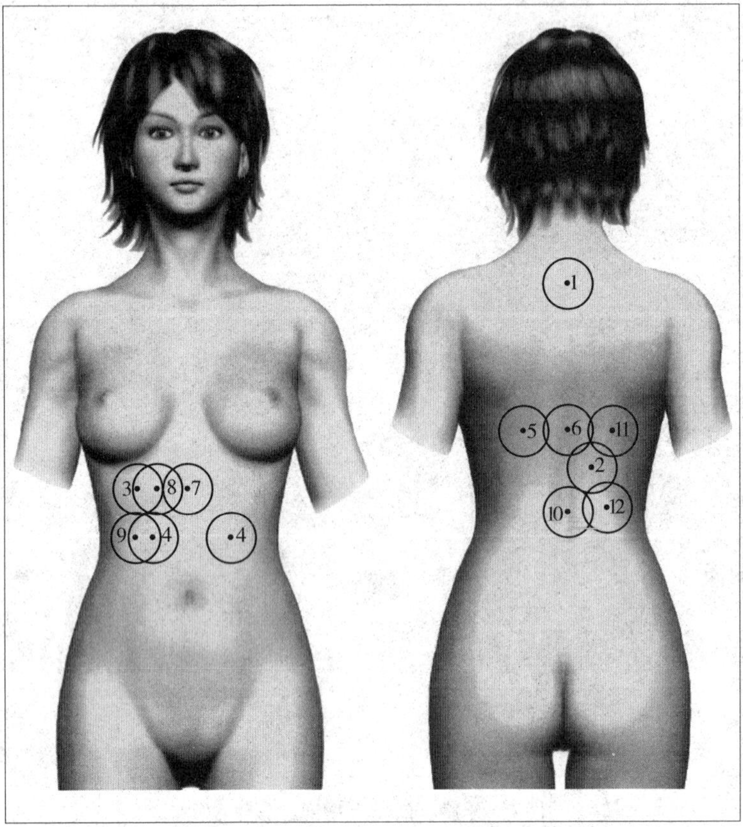

图8 胆囊炎上罐部位参考图

第九节 肝部疾病

包括急慢性肝炎、脂肪肝、肝硬化等疾病。

对于乙肝，排毒拔罐可以使病人变为携带者，可以减少“加号”，辅助肝功能恢复正常，而且已经出现了数例由携带者转归为正常人的病例。对于肝硬化、腹水的病人，必须使排出病毒的速度大于病毒生长的速度，才能够战胜疾病。

【上罐部位】①大椎区，②肝区，③脾区，④左、右肾区，⑤尾根区为第一组；⑥神道区，⑦肝上尖区，⑧脾下尖区，⑨命门区，⑩脐中区，⑪章门区为第二组；⑫胆区，⑬前肺尖区，⑭后胃区，⑮胃脘区，⑯期门区为第三组。见图9。

在与我们联系的患者中，有一位肝病患者，他在

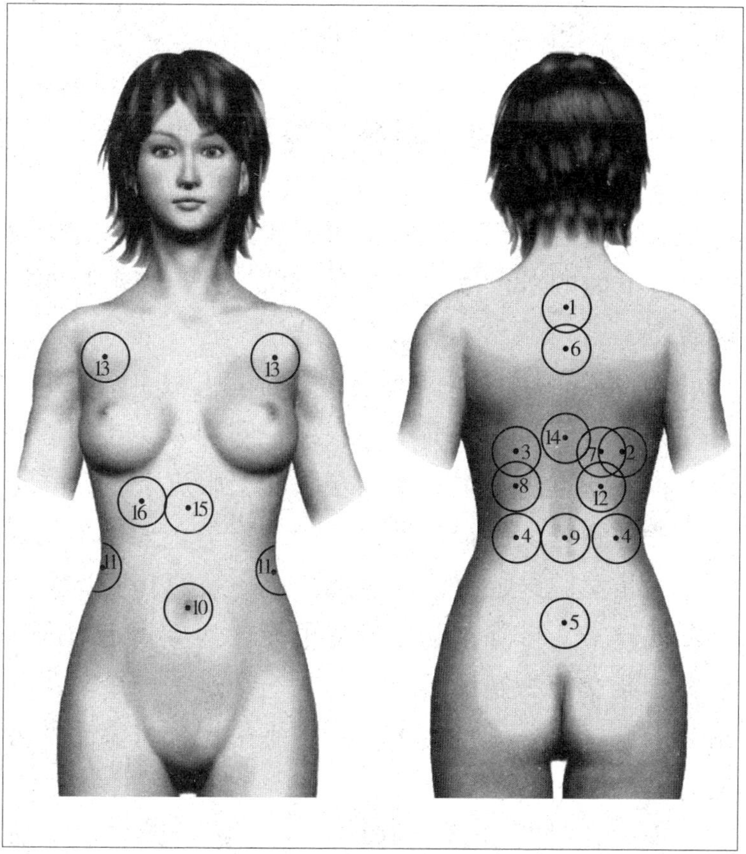

图9　肝部疾病上罐部位参考图

2009年4月22日的短信中说："第一组已拔完，很好。第二组在第二次拔的时候鼻子流血，是否可再进行？"（我回答可以）；在4月15日他说："我是肝病患者，血小板低于60可以拔火罐吧？"在10月12日，这位患者发来短信说："我告诉老师一个好消息，我就是几个月前的丙肝患者，脾大，血小板低，肝硬化，腹水。坚持拔几个月，现在脾正常，病毒不再复制，一切正常。"后来我们询问他如何知道病毒不再复制，一切正常，他回答说是检查后医院医生告诉他的。

第十节　面神经炎与水肿

水肿包括面部、腹部、四肢甚至全身性水肿。我们通过下面的一个例子同时介绍面神经炎与水肿的拔罐治疗。

在2006年9月的一天晚上，一位老人喝了碗凉粥，第二天起床后，感到嘴不舒服，一问别人，才知道嘴歪了，嘴严重向右歪，连累左眼的上眼皮下垂，睁不开。考虑到老人年纪较大，已经77岁了，为了不耽误治病，儿女们送她到医院检查治疗。经CT检查，并没有发现异常，排除了脑血栓的可能，初步确定为面神经炎。儿女们为她请医寻药，大约经过了两个多月，始终未见好转，无奈之下，不得不采用拔排毒罐的方法为她治疗。

我们在她的肝区、脾区、大椎区、腰中区、肺上尖区上罐，还在她的脸左面颊车穴的位置拔排毒罐，并且重点在此穴以及附近的位置上罐，每次都拔出许多的脓水和黏稠物，经常留罐一个小时左右。在拔到两个月的时候，病情仍旧没有好转的现象，但是她毫不放弃，仍然持之以恒，又继续拔了三四个月，在这期间，嘴歪的现象逐渐减轻，在2007年的五一节前，嘴歪的症状完全消失了，前后经历了约半年的时间。

从这位老人治疗嘴歪的拔罐过程，我们进一步认识到：只要树立信心，坚持拔排毒罐，这些疑难病症迟早会治愈的，尽管这是一个笨办法，而且是一个很痛苦的办法。

患有肾病的人常常出现身体肿的症状。有许多消肿的方法，但当疾病比较重的时候，一些消肿的方法可能并不见效，坚持采用排毒拔罐的方法，能够起到确实的消肿作用。

2007年底，上面说的面神经炎的这位老人的身体出现了肿的症状，逐渐严重，同时伴有严重的排尿、排便困难。

11月至12月期间，老人的脸、手、脚和身上明显肿得严重，浑身无力，饭量极少，几乎排不出尿，也很少排便，整天躺在床上。虽然天天拔罐，还是越来越重，她认为自己要不行了，也不再愿意继续忍受拔排毒罐的剧烈疼痛。儿女们看到她这样，就送她到医院进行检查和治疗。

医院的各项检查没有确诊是什么病，医生只说是老年病。由于病情仍旧严重，儿女们又请老中医为她治疗，号脉开中药。老中医说，如果不见强，就应当住院治疗。于是，12月17日，老人住进医院，输液治疗。2008年的1月2日出院，这次住了半个月的医院，经过输液治疗，大部分的肿都消了，尿和便也都基本正常，只有脚背还有肿的现象，医生仍旧没有说出是什么病。

出院3天后，肿的现象又严重起来，还是排不出尿，于是又住进了医院，又开始了输液，住了18天，基本消肿后出院。出院以后，过了半个多月，又开始肿。有了这两次的经历，这位老人同意了拔罐治疗，又一次开始了拔罐的过程。

老人在后背的肝、脾、肾区，前胸的肚脐及附近的结肠区每天重罐。每天上罐和留罐的疼痛让她难以忍受，她是十二分地不愿意拔罐，又没有别的办法，只好咬牙坚持。由于排尿困难，在拔罐的同时，也服用利尿的药物。

有一天，在身上没有罐具的时候，老人感觉肚脐这个部位有呼呼要肿起来的感觉，当她告诉我们她有这种感觉的时候，我们认为这是病要向外排，出现这种感觉的时候就应该上罐了，于是鼓励她继续拔罐。

当拔罐极其疼痛的时候她想："说什么也不拔了！"不疼的时候又想："还是拔吧。"就这样，在坚持和不坚持的犹豫中，继续拔了下去。在2008年3月份的时候，她感到肿在逐渐消退，皮肤有褶皱了，身体逐渐感到舒适一些，心情也开始好转。在5月中旬，患者的肿胀全部消退了，身体恢复了健康，又开始了正常的生活。

通过这位老人半年多的拔罐经历，使我们对年老体弱的人采用排毒拔罐的治疗过程有了以下的认识：年老体弱的长期慢性病患者，如果不采用拔排毒罐的方法治疗，只采用常规的输液方法，是比较难治愈的。同样，在病人不能进食的情况下，长期拔罐治疗，病人的体力得不到恢复，也是不可能治愈的。拔排毒罐与输液补充体力的治疗手段结合起来可能产生比较好的效果。人们必须要注意从食物中获得营养，提高身体的素质，才能在疾病的治疗中有足够的体力。拔罐只能对气血不调的人，通过使其气血通畅达到补的作用，但是，不能提供营养，所以，患者一定要注意饮食的营养补充。

对于严重排尿困难的危重病人，全身肿胀得像要爆炸一样感觉的患者，采用排毒拔罐疗法，拔出许多脓水，可以减轻胀的感觉，延长生命，为其他疗法的实施争取时间，如果能够有毅力坚持拔排毒罐，也是很有可能治愈的。

【上罐部位】面神经炎：①华盖区，②肺上尖区，③脾区，④肝区，⑤大椎区，⑥腰中区为第一组。

水肿：在上一组的基础上增加⑦脐中区，⑧章门区，⑨左、右肠区，⑩后胃区为第二组；⑪胃脘区，⑫左、右结肠区，⑬左、右肾区为第三组。见图10。

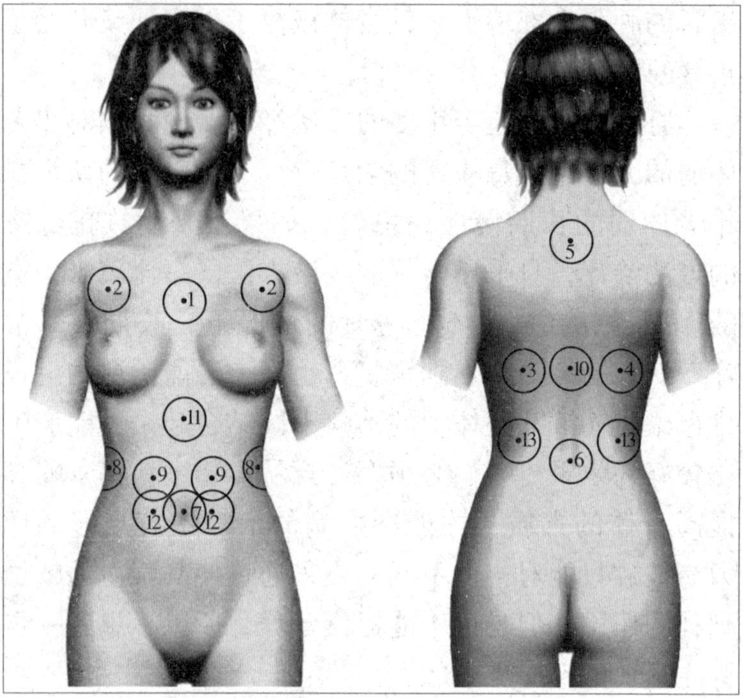

图10 面神经炎与水肿上罐部位参考图

第十一节 糖尿病

自从《根治型拔罐疗法》一书出版以来，有一些勇敢的糖尿病患者在自己身上实践，取得了很好的效果。许多糖尿病患者认为糖尿病人的皮肤破损不易愈合，不适合拔罐。实践证明，拔排毒罐本身就具有帮助皮肤愈合效用，重复上罐也适合于糖尿病患者。

武汉的一位70岁左右的糖尿病患者，同时患有高血压、脑梗死等疾病，还有严重的糖尿病足。他坚持拔罐3～4年，同时采用中药调理。前不久来电话告诉我们，糖尿病的各项指标都已经正常，血压也已经正常。他还告诉我们，治疗高血压，一定要吸拔**脐中区**，这是他的经验。

【上罐部位】①大椎区，②肝区，③脾区，④后胃区，⑤左、右肾区为第一组；⑥华盖区，⑦胃脘区，⑧脐中区，⑨神道区，⑩肝下尖区，⑪脾下尖区为第二组；⑫胰区，⑬左胃区，⑭大包区，⑮尾根区为第三组；⑯后心区，⑰命门区，⑱左、右肠区为第四组。见图11。

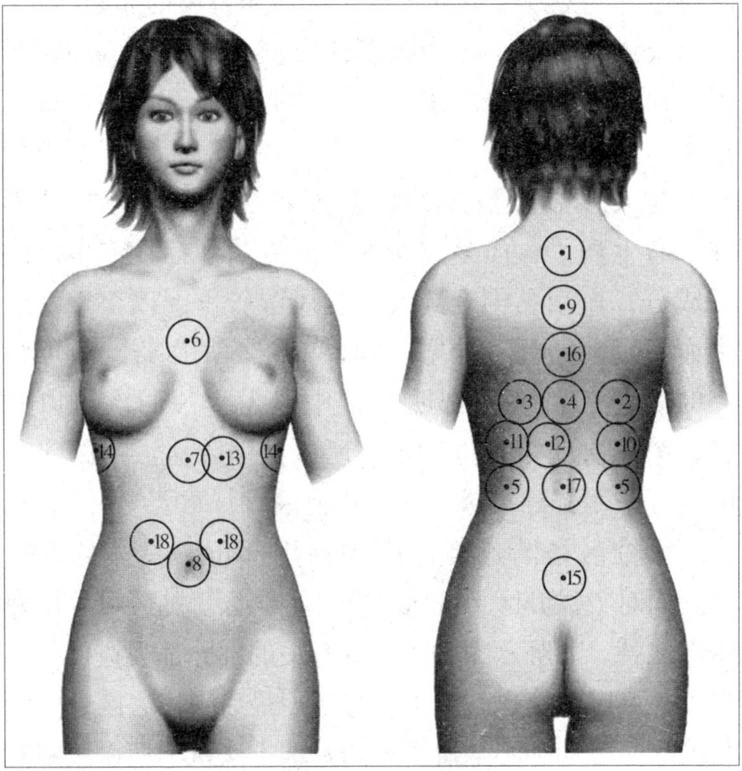

图11　糖尿病上罐部位参考图

第十二节　高血压、心脏病、中风

高血压是一种常见病，常常与心脑血管病联系在一起。中风是心脑血管病的一种，包括心绞痛、脑血栓、半身不遂，它们之间的关系比较紧密。很多人血压高的时候是高压高，低压并不高，这种情况采用排毒拔罐疗法是合适的。在治疗高血压的时候，我们发现每天早晚各拔一次甚至增加次数，可以比较稳定地降血压，当然还要同时去除引起血压升高的原因。

拔罐降血压是因为拔罐使血液净化了，流动顺畅了，血压自然就降下来。中风和心脑血管病的拔罐治疗也是这个道理。

对大多数心脑血管病患者来说，不是心脏“零件”有毛病了，而是这些人的血液当中存在许多疾病的成分，血液黏稠度高或者是风湿较重，以至于发生供血不足、梗死、栓塞。如果单纯扩张血管，只可解一时之急。许多人都明白，中风发生一两次可以抢救，第三次就很难抢救了。所以，清除血液中的疾病成分，采用排毒拔罐疗法净化血液同样重要。

大椎区是治疗高血压的常用部位。具体的方法是：同时吸拔肝区、脾区、肺区、肾区。肺区可以用神道区代替。五脏六腑中与心脏有关的部分都吸拔得差不多了，心脏的病也就差不多好了，最后吸拔心区，这就是治疗心脏病和心脑血管病的基本方法。不把血液中疾病的成分吸拔出去，怎么能彻底治愈心脑血管病呢？所以要吸拔肝区、脾区，心肾相交，也要吸拔肾区。

对于已经出现脑血栓的病人，除了上述部位以外，还要针对具体情况，吸拔相应部位。比如上肢有病，吸拔相应肩部的前、后肺尖区；腿不好，吸拔相应的腰区、侧腰区、膝眼。同时，还要了解人的经脉走向。人的经脉，前胸为阴，后背为阳。你可以这样记忆：举起双手，阴经从下向上走，阳经从上向下走。脑部已经发生了栓塞，如何想办法解决？我们可以在人椎区及其两侧尽量靠近脑部的部位上罐，让病灶随经脉下行，吸拔出去。在前胸腹，吸拔华盖区，吸拔肚脐及其四周的部位，不让疾病上行，减少病气和浊气上行，如果风湿较重，还要先在前肺尖区上罐。用这样的思路确定上罐部位，采取上病下治的方式也是很正确的。

【上罐部位】①大椎区（这是降低血压的必拔部位），②脾区，③肝区，④左、右肾区为第一组；⑤左、右肺区，⑥脾上尖区，⑦肝上尖区，⑧命门区为第二组；⑨神道区，⑩脾下尖区，⑪肝下尖区，⑫脐中区，⑬华盖区为第三组；⑭侧颈区，⑮后心区，⑯腰中区，⑰前心区为第四组。见图12。

如果下肢有问题则加拔侧腰区以及左、右膝眼。

对于心脏病的治疗，应该在肺、胃、肝、脾都吸拔了一段时间后，再吸拔前、后心区。以上4组不一定都要拔到。无论拔哪一组，都要拔彻底，才会见到效果。在心脏病的治疗过程中可能会出现病灶反应，持续的时间也可能比较长，一两个月左右，特别是在其他部位没有拔彻底的情况下。出现病灶反应不要担

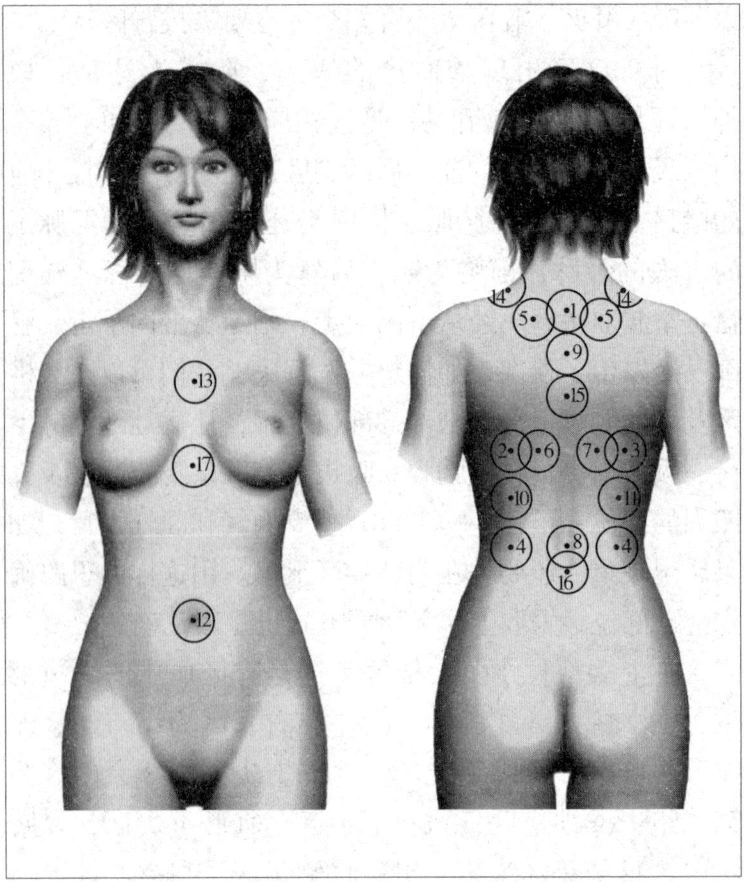

图12　高血压、心脏病、中风上罐部位参考图

心，一定要继续坚持拔罐，病灶反应会自然消失。

对于突发心绞痛，在没有其他可采取措施的情况下，在后心区上罐10～15分钟，可以缓解病情。

曾有过在侧颈区上罐使病人恢复语言能力的情况，也有过吸拔侧颈区使行动不便的情况减轻，同时配合其他罐口部位治愈脑血栓的病例。

黑龙江有一位心脏病患者，心脏做过搭桥手术。他在拔排毒罐的过程中，也出现过短暂的病灶反应现象，这说明他还是没有真正治愈心脏病。人们治水的两种方法，一种是筑堤，一种是疏浚。搭桥手术的方法，类似于筑堤，堤是必须要筑的，但是，不疏浚是不能从根本上解决问题的，应当告诉患者治疗风心病的两种途径，不应当只告诉他们一种方法。搭桥解决暂时的问题，净血排毒才是彻底解决问题的方法。

我们在2000年的11月初，搬迁到了丹东市的于家小区。刚搬到于家小区的时候，同楼的一位邻居来到我们这儿。在交谈中，我们得知他71岁，懂医道，会好几种治病的方法，不久前第二次中风，自己将中风时的嘴歪校正恢复正常，一点儿也看不出中风过的样子，而且脸色很好，红光满面的。我们和他说：虽然通过各种方法恢复了正常，但是，病灶并没有消失，仍旧在体内，还是应当及时拔排毒罐，将病灶吸拔出来。他听了以后也表示赞成，并且说，现在天气冷了，待来年开春再来和我们讨论拔罐的事情。转过新年，春节前的一天，这位邻居再次突发中风。如果他能够及时拔排毒罐，也许可以避免这种情况的发生。

2005年，有一位高血压患者，听说了排毒拔罐的事情，来到我们这儿，向我们介绍说：她的至亲家人当中，有几位是遗传性的高血压，她也是每天靠服降压药来维持。在听了我们的讲解后，回家采用排毒拔罐坚持吸拔。过了半个月，她告诉我们现在已经不用吃降压药了，血压也很正常，她十分高兴。

但是，过了一两个月，她来到我们这儿说，停止了一段时间拔罐，又出现了血压高的情况。我们向她再次介绍病灶反应的道理，并且告诉她，高血压不可能在很短的时间内就彻底治愈，需要比较长时间的治疗。前不久我们随访她的情况：她在坚持拔排毒罐，血压状况一直比较好。她的经历说明排毒拔罐能够对高血压起到治疗作用，但不是几次就可以彻底治愈的，只有坚持拔排毒罐，才能获得长期不用服降压药也能降血压的效果，不能指望拔几次罐就永久地解决血压问题。

本来心肌梗死是可以通过排毒拔罐治愈的，可偏偏轻视拔罐的作用，又不愿忍受疼痛，以为锻炼就能够恢复健康，所以不再拔罐，导致心肌梗死的突然发生，给亲人留下了无法弥补的痛苦和遗憾。这是我心里的隐痛。希望真正珍视自己生命的人不要给自己的亲人留下同样的痛苦和遗憾。皮肉之苦与生命相比，孰轻孰重，应该不用别人多说的。

对于“三高”的心脑血管病患者，正确的方法是：在开始拔罐以前，多食用具有降血脂、降压功效的食物，特别是能降低血黏度的食物，以减少病灶反应，避免心肌梗死等意外事件的发生。

因为许多人所患的心脏病与风湿有关，在选取上罐位置的时候，应该先在围绕腰的位置选取上罐部位，先疏通任、督二脉。

第十三节 头 痛

头痛的情况比较复杂，也比较常见，特别是在女同志中比较常见。我们的体会是：大多数反复发作的头痛是由于风寒引起的，风寒导致气血不调，引发头痛。药物只能缓解一时。我们的实践证明，拔排毒罐能够真正解决头痛的问题。

【上罐部位】①大椎区，②侧颈区，③脾下尖区，④肝下尖区，⑤脐中区，⑥腰中区为第一组；⑦前心区，⑧神道区，⑨脾区，⑩肝区，⑪命门区为第二组；⑫华盖区，⑬后心区，⑭尾根区，⑮左、右结肠区为第三组。见图13。

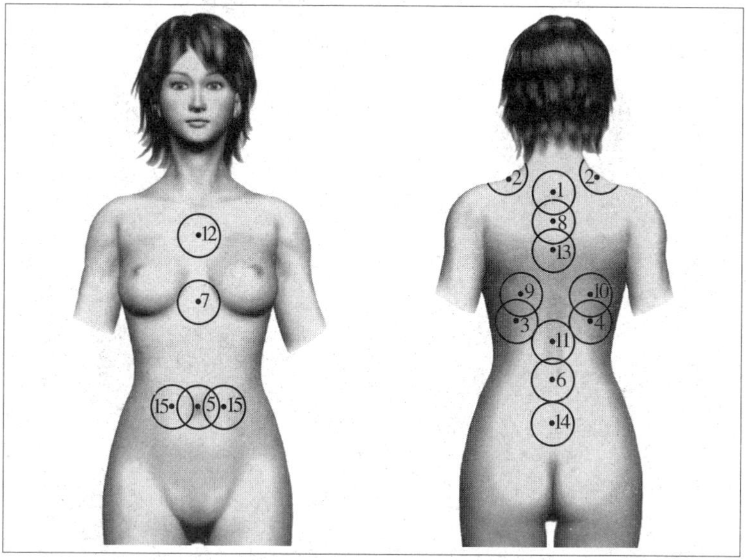

图13 头痛上罐部位参考图

第十四节　肩周炎

肩周炎是肩痛或肩关节活动受阻，经常是一侧出现，也可能双侧出现。肩周炎主要是外感风寒所致，也与风湿有关，治疗其实很简单，只要在肩胛区（或者天秉区、中府区）上罐即可。肩周炎经常存在粘连的问题，妨碍上肢活动。在拔罐的同时，加强筋骨的活动，可以加快治愈的进程。虽然可以进行推拿、按摩或小针刀治疗。但是，如果不坚持拔排毒罐，病灶不容易去掉。

【上罐部位】①后肺尖区（天秉区），②前肺尖区（中府区）。也可以只在疼痛的部位上一罐。上罐一段时间后，应该逐渐加强关节活动。见图14。

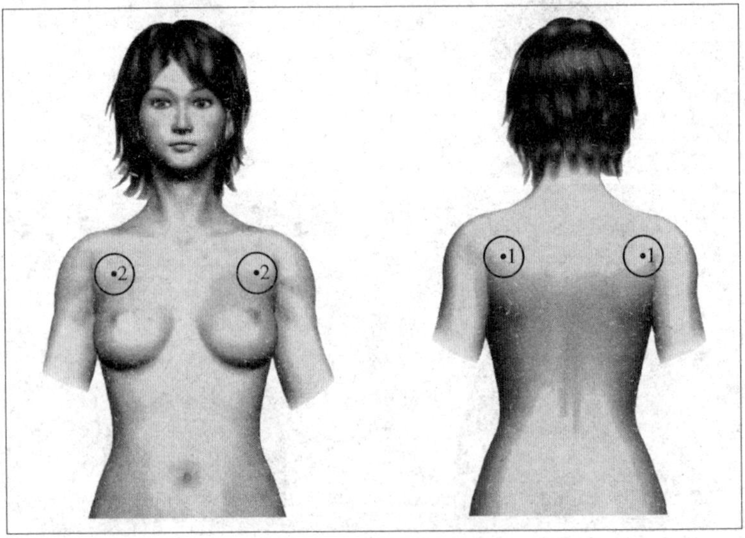

图14　肩周炎上罐部位参考图

第十五节　坐骨神经痛

坐骨神经痛是指坐骨神经通路及其分布区的疼痛，表现为单侧或双侧自腰部或臀部沿大腿后面、小腿后外侧放射性或持续性的疼痛。

【上罐部位】①脾区，②肝区，③脐中区，④环跳区，⑤腰中区为第一组；⑥血海区，⑦尾根区，⑧左、右结肠区，⑨左、右腰区为第二组。见图15。

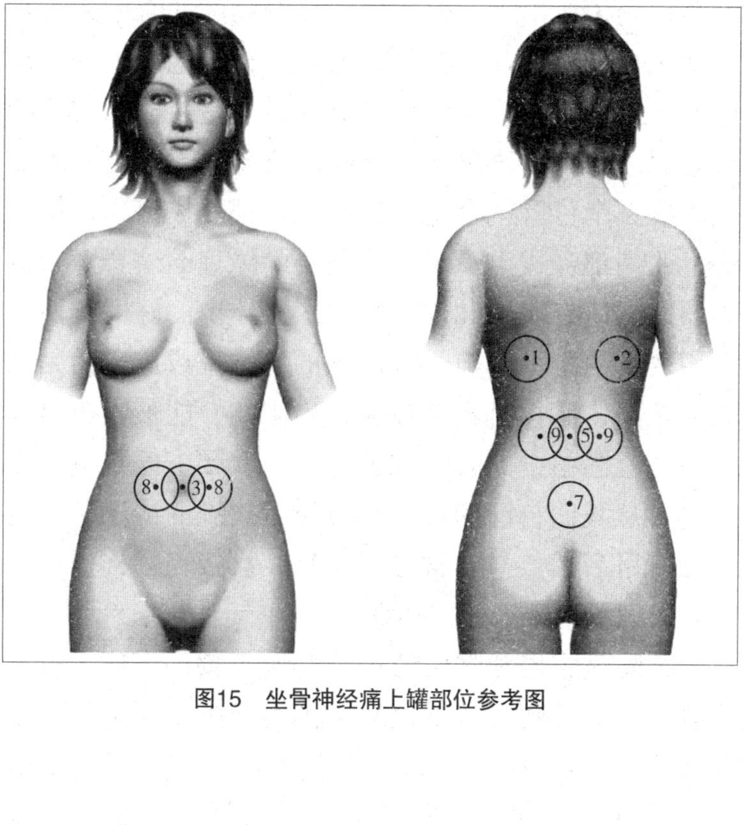

图15　坐骨神经痛上罐部位参考图

第十六节　颈椎和腰椎间盘脱出

有一位沈阳的患者来电话，询问颈间盘脱出和腰椎间盘脱出能不能用这种拔罐方法治疗，并且说，有人认为椎间盘已经脱出不能拔罐。

这是一个带有普遍性的问题，也有人当面向我提出这个疑问，一些人认为会把髓核拔出来，所以不主张在腰椎区拔罐。那些认为不能在肚脐拔罐的人也说会把肠子拔出来。开始提出这个问题的时候，我觉得似乎有一些道理。我也担心给人拔出毛病来，于是也有在腰椎的两侧先拔罐的倾向。但是，根据拔罐的科学原理分析，这种倾向是没有道理的。首先，不能认为拔哪个位置就会把那里的东西都吸拔出来，把骨头、肌肉都吸拔出来是不符合科学原理的。脊髓与拔罐器之间还有肌肉和皮肤组织。人体内的好的东西、有用的东西是不会被吸拔出来的，拔罐拔出来的是病态的东西，髓核是不会被吸拔出来的，能被吸拔出来的只能是髓核中的有病成分，所以，腰中区是可以吸拔的。从我们自己和许多腰椎患者拔罐的情况看，拔排毒罐以后的效果非常好，而且，直接在腰椎拔罐并没有出现不利于治疗的症状。

腰间盘脱出和腰肌劳损等都属于腰部疾病。排毒拔罐有一个从哪排病的问题。因为腰椎是要承受重量和压力的，不要让病都从腰椎向外排，那样会增加腰椎的负担，使腰椎的疾病感觉不到缓解，感觉好得慢，所以我们要让其他部位的病尽量从其他的部位向外排，让胃肠的病从前胸腹部排出，以减少疾病对腰椎的影响。但是腰椎部分的疾病只能从腰椎处向外排，所以，腰椎处还是要上罐的。要注意的是不要只拔腰中区，同时还要拔前胸的胃肠部位、侧腰区，避免只从腰中区排病，加重腰椎的负担，就像心脏病要后拔前、后心区一样的道理。多从前面排病，要吸拔腰椎部痛点对应在前面的胃肠部位。另外，我们都知道，肾主骨，主腰，所以还要拔肾区。

大多数情况下，颈椎和腰椎的疾病都与风湿有关，对于一些风湿不重的人患腰脱，采用复位的方法效果可能是明显的，但是对于风湿较重的人，复位的效果就不会那么明显。介于二者之间的人，复位以后，病症会暂时消失，过了一段时间，又会重新出现病症。风湿比较严重的腰椎疾病患者，连续几次复位，效果也不明显，就是因为风湿重，没有将病的根源去掉。拔排毒罐虽然不能直接复位，但可以通过较长一段时间的拔罐，将致病的根源去掉。在拔排毒罐的过程中，旺盛的脉气可将移位的骨骼自然矫正，将轻度变形的骨骼恢复正常，使脱出的部分逐渐归位，这些都是可能的。所以，拔排毒罐可以治愈腰间盘脱出，只不过时间上可能慢一些，但是会彻底一些（许多人的实践已经证明不会拔出髓核）。

阜新的一位女患者在2008年7月2日的电话中告诉我，她因为腰痛开始拔罐，在腰中区拔了一个多月也没见效，后来在两个侧腰区以及尾根区、环跳区连续拔了半年感到效果挺好。但是她在大椎区的罐口拔了半年也没有拔净，新疱顶旧痂，给人没完没了的感觉。这是她身上的疾病比较多造成的。

腰部疾病和腰间盘脱出都可以参考上述部位选择上罐。对于急性腰扭伤，还可以在扭伤部位上罐以帮助恢复。

天津有一位动过手术的脊椎病患者，颈椎不能转动，《根治型拔罐疗法》一书刚出版他就买了这本书，当他拔了半个月的罐后，颈椎就能转动了。

阜新有个强直性脊椎炎患者，在采用根治型排毒

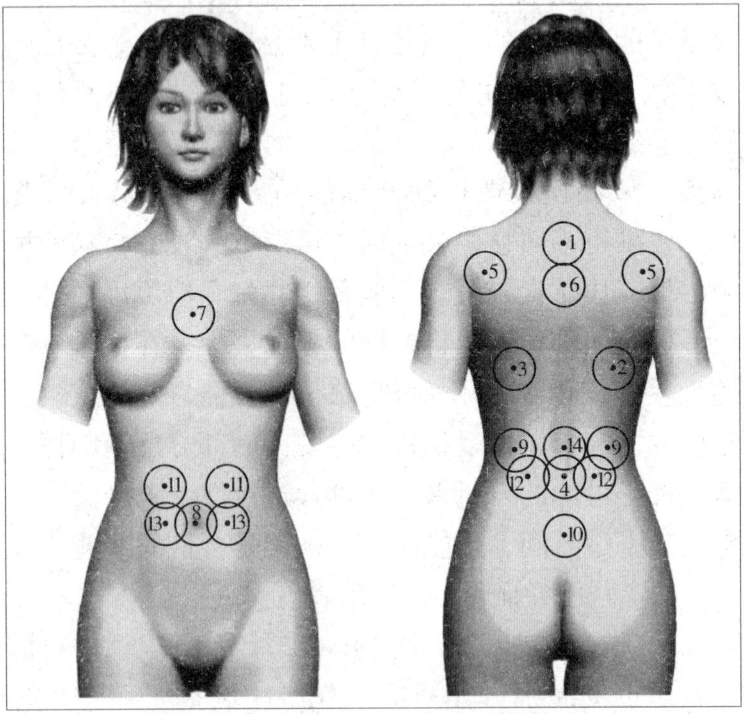

图16　颈椎和腰间盘脱出上罐部位参考图

拔罐疗法的过程中，出现眼球发红的现象，当时他去问医生，医生说是风湿活动所致。因为事先告诉过他会有病灶反应，因此他未慌张。他的腰部及附近很少出疱，在腹部却是一拔一罐疱，这也说明了腰椎有病的人常常是胃肠有病所致。

【上罐部位】颈椎病：①大椎区，②肝区，③脾区，④腰中区，⑤后肺尖区为第一组；⑥神道区，⑦华盖区，⑧脐中区，⑨左、右肾区，⑩尾根区为第二组。腰间盘脱出的上罐部位增加以下部位：⑪左、右肠区，⑫左、右腰区为第三组；⑬左、右结肠区，⑭命门区为第四组。见图16。

第十七节　风湿、类风湿性关节炎

风湿、类风湿性关节炎是表现在关节上的疾病，因为风寒、风湿侵袭经络，气血闭阻不通，引起关节特别是四肢出现酸、痛、麻、胀、重，屈伸不利，甚至变形。

中医认为，肝管四肢，主筋。四肢有病，并不是说肝有病变，而是说肝的调解能力差了，疏泄的能力差了，所以，肝区应该上罐，包括肝上尖区、肝下尖区，脾区也是如此，包括脾上尖、脾下尖区（以后不特别说明）。中医讲，肝储血。白天，肝把储存的血液输送到人体各部分组织中，包括四肢；晚上，各部分组织的血液回流到肝脏，储存起来。四肢有病，说明肝的疏泄功能不足，病灶部位的血液不能较好地进行新陈代谢，所以要吸拔肝区。脾造血，新鲜血液不足也不行，所以脾区也要拔。因为风湿属凉、属寒，寒在下，所以两腰区也是要拔的。

一般情况，胳膊有病，在前、后肺尖区上罐，前后是对称的。就可以治好胳膊的病。因为排毒罐的吸力大，留罐时间长，完全可以将胳膊的经脉疏通。腿上的病，在侧腰区或环跳区上罐。因为腿比较长，罐具的吸力到达得慢，有时为了加快治疗，在膝盖附近上罐作为辅助。实践当中，许多腿痛的患者向我们反映，在环跳区和血海区坚持拔排毒罐，效果也比较好，特别是在环跳区上罐，经常可以使发凉的腿恢复温暖，减轻和消除腿痛。

有人问到类风湿怎么治，它与风湿的治疗方法基本类似，所不同的是，类风湿常常引起骨骼变形，说明病已入骨，还应该重点拔肾区，肾主骨。

风湿病是比较普遍的病症，治疗的药物往往含有激素，刺激心脏或胃。药物通常是暂时止痛，长期服药，终究不是好的治病方法。没有十全十美的事情，如果要舒舒服服治病，就可能要接受药物的副作用，想要没有副作用，就要忍受皮肤之痛，这就要看如何选择了。有人问我们排毒拔罐疗法最适合治疗哪些病，我们说，风湿和类风湿病是最适合排毒拔罐疗法治疗的疾病之一。

生活环境与风湿病密切相关。以睡眠为例，人们如果总睡在没有热源的床上，就容易患风湿，因为接触凉的时间比较多。由于受凉，血液易凝结，不流畅，病灶处就会发凉，这是许多患风湿的人手脚发凉的原因，也是风湿病的病因之一。还有一些人，睡觉时喜欢开门开窗，容易患风湿。开窗开门不要紧，关键是不要形成“过堂风”。

【上罐部位】①大椎区，②肝区，③脾区，④腰中区，⑤前肺尖区为第一组；⑥神道区，⑦后肺尖区，⑧命门区，⑨尾根区，⑩左右腰区为第二组；⑪脐中区，⑫脾下尖区，⑬肝下尖区加左、右膝眼为第三组。见图17。

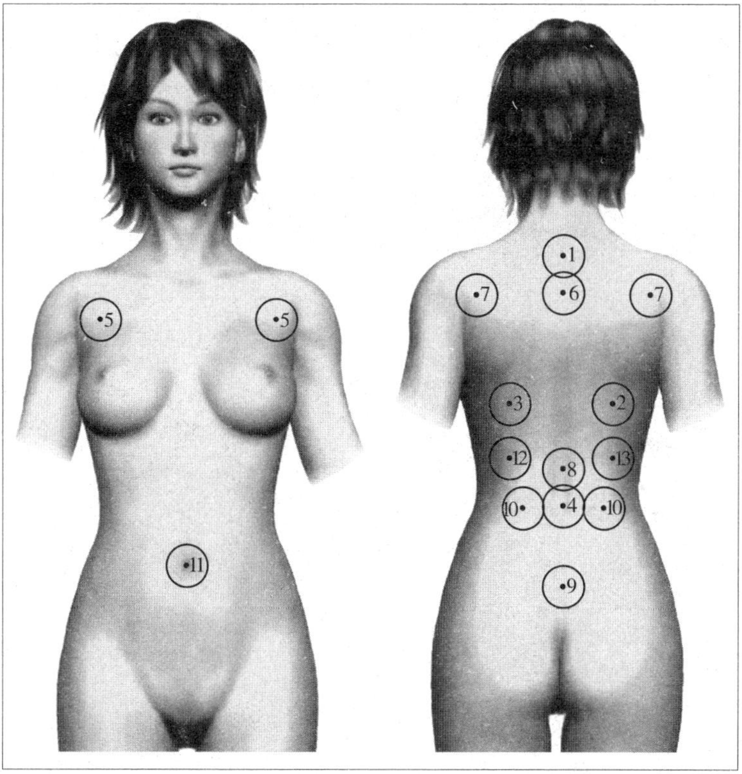

图17　风湿、类风湿性关节炎上罐部位参考图

第十八节 牛皮癣

牛皮癣是一个容易复发的疾病，所以，需要较长时间的吸拔，也是能够通过排毒拔罐治愈的。

【上罐部位】①大椎区，②肝区，③脾区，④腰中区，⑤前肺尖区为第一组；⑥神道区，⑦华盖区，⑧命门区，⑨脾上尖区，⑩肝下尖区为第二组；⑪脐中区，⑫脾下尖区，⑬肝上尖区，⑭血会区，⑮尾根区为第三组。见图18。

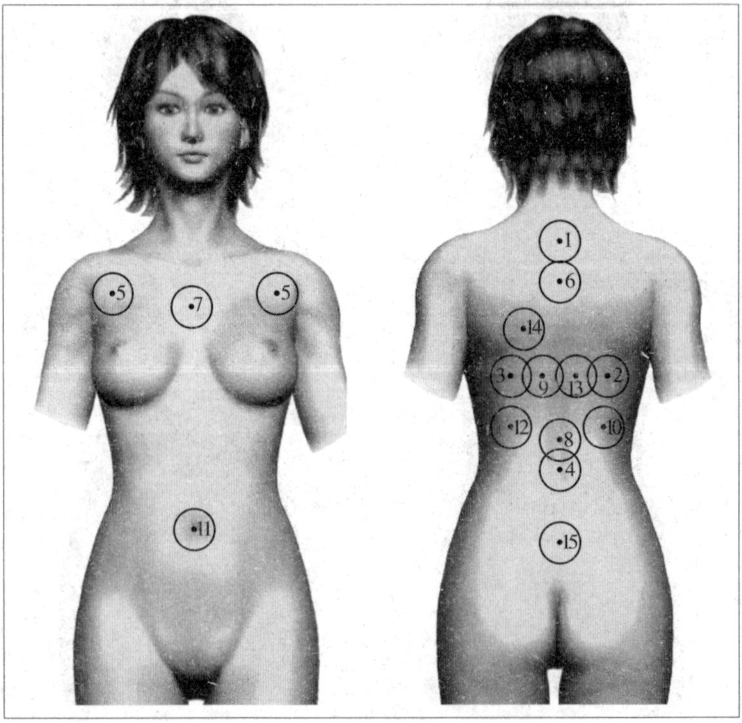

图18 牛皮癣上罐部位参考图

第十九节　疔疮、疖肿、痈

疔疮、疖肿、痈是火毒旺盛的结果，患者常常恶寒发烧，神昏头痛。采用排毒拔罐的方法治疗效果比较好。凡是火毒引起的疾病都可以排毒拔罐，在有“毒头”的位置上罐，排出脓栓，直至肿消愈合，也可以在其附近上罐，使肿消。在肝区、脾区，包括肝脾上、下尖区上罐，帮助消除火毒。

第二十节　泌尿系统疾病

各种男科、妇科疾病，如前列腺炎、尿道炎、膀胱炎、淋病等疾病。治疗时除了肝、脾、肾、胃需要吸拔以外，重点要吸拔小腹和腰骶部，即腰腹四周。

前列腺疾病是困扰许多人的疾病，尿频、尿急使许多人，特别是老年人难以忍受。有人希望能有一个既有效、又省钱的治疗方法，排毒拔罐就可以做到。患者可以直接在前列腺的体表部位和气海区、小腹区、尾根区、中膂区连续上罐，帮助疏通血脉，祛除病灶，就可以解决这个问题。只要你不轻视拔罐，信赖它，就会找到解决问题的方法。

现代医学认为，妇女一般在50岁左右停止月经。妇女月经停止的早晚与本人身体健康状况有直接的关系，只要人体气血运行正常，身体的各部分都处于健康的状态，理论上讲，妇女停经的年龄可以延缓，55

岁左右都可能有月经。有的女同志40岁左右就停止了月经，实际上是由于疾病引起的，特别是受风寒、风湿造成的停经，在疾病治愈以后，月经是能够恢复的。根据排毒拔罐疗法的经验，经常吸拔肚脐及其附近区域，包括绕腰部一圈范围内的部位，有助于妇科疾病的治疗，许多妇科疾病可以通过拔排毒罐治愈。在《排毒拔罐疗法》出版以后，就有一些女同志，用这种拔法治愈了自己所患的一些比较特殊的妇科疾病。

【上罐部位】①大椎区，②肝区，③脾区，④腰中区，⑤左、右肾区，⑥气海区为第一组；⑦左、右小腹区，⑧左、右腰区，⑨脐中区，⑩尾根区，⑪中膂区为第二组。见图19。

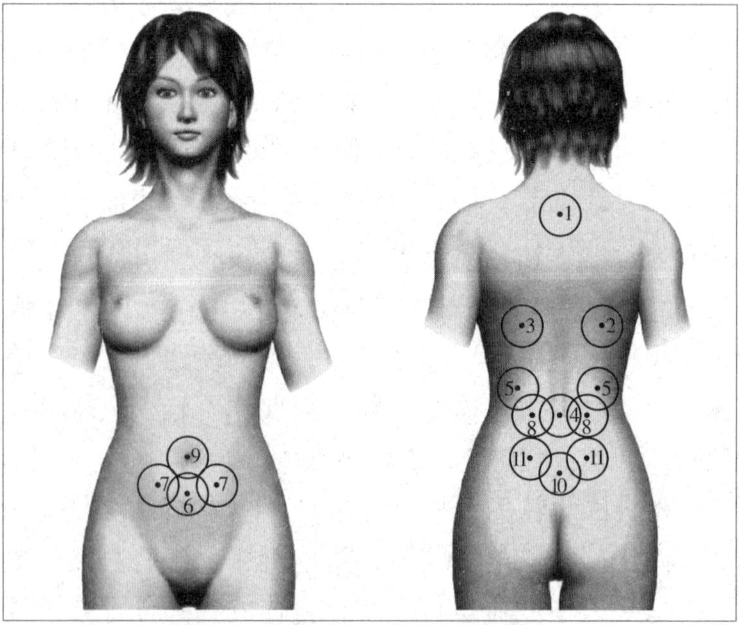

图19　泌尿系统疾病上罐部位参考图

第二十一节 儿科拔罐

儿科的疾病同样也能经常应用拔罐。对由于火大、上热造成的儿科疾病，在儿童的后心区上一罐，可以解决厌食、感冒、发热的问题。在胃脘区上罐，可以解决消化不良的问题。经常给儿童在后背上罐，能够预防感冒。在儿童的腰中区上罐，可以解决遗尿的问题。许多的儿科疾病，都是可以通过拔罐治愈的。

幼儿上罐，5~15分钟就可以，吸力不用太大，每次一罐就可以。

吴彪老先生有一次在朋友家中遇到了一个8个月大的婴儿，这个婴儿下生不久就因为拉肚而天天服用土霉素。他看到了这个情景，就用排毒罐的2号罐在孩子的尾根处轻轻地上了一罐，稍停了5分钟，结果这个孩子就不再拉肚子了，当然也不用再服土霉素了。

在与我们电话联系的读者中，有一位女同志，她经常为不满10岁的孩子拔罐治疗发热，效果也常常比较好。

第二十二节 耳部疾病

耳部疾病主要有中耳炎等。在排毒拔罐的过程中，往往不是为了治疗耳部疾病，却无意之中将中耳炎治愈了。在拔罐治疗中耳炎的过程中，经常由耳内向外流脓水或者是耳后鼓脓，重罐一段时间后，症状会逐渐消失直至痊愈。

有人为一个听力差的患者拔了15天排毒罐后，听力明显恢复，也有的人直接在耳后用小号罐吸拔，治疗耳内疾病，效果也比较好，只不过我们为了美观起见，尽量不在头部上罐。

【上罐部位】①大椎区，②命门区，③后肺尖区，④肝区，⑤左、右肾区，⑥脾区为第一组；⑦神道区，⑧侧颈区，⑨脾下尖区，⑩肝下尖区，⑪后心区为第二组。见图20。

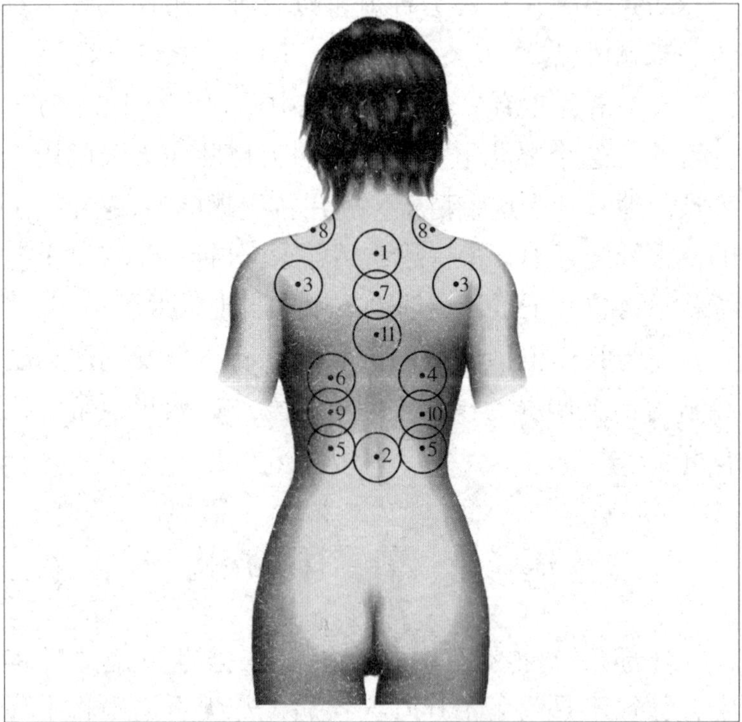

图20　耳部疾病上罐部位参考图

第二十三节　荨麻疹

荨麻疹是一种常见的过敏性疾患，发病迅速，皮肤突然间出现形状不同、大小不等的风团疙瘩，红色，奇痒，或兼有腹痛、腹泻，慢性者常反复发作。

一位做足疗的老师在一个荨麻疹患者身上采用排毒拔罐疗法，患者身上许多疙瘩在拔了五六天后就全都消失了。

【上罐部位】①神道区，②腰中区，③脾区，④肝区，⑤后肺尖区，⑥左、右肠区。见图21。

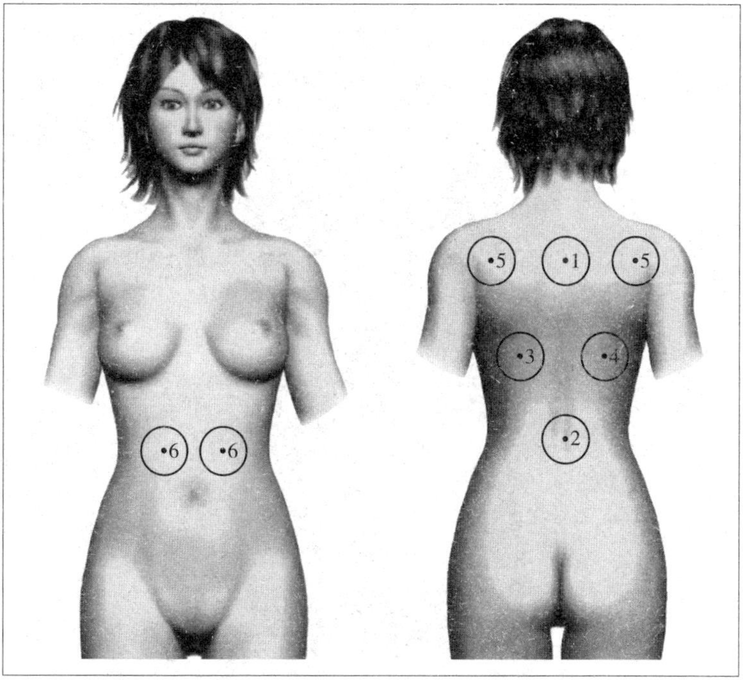

图21　荨麻疹上罐部位参考图

第二十四节　湿疹和带状疱疹

【上罐部位】①神道区，②腰中区，③脾区，④肝区为第一组；⑤后肺尖区，⑥脾下尖区，⑦肝下尖区，⑧血会区，⑨尾根区为第二组。见图22。

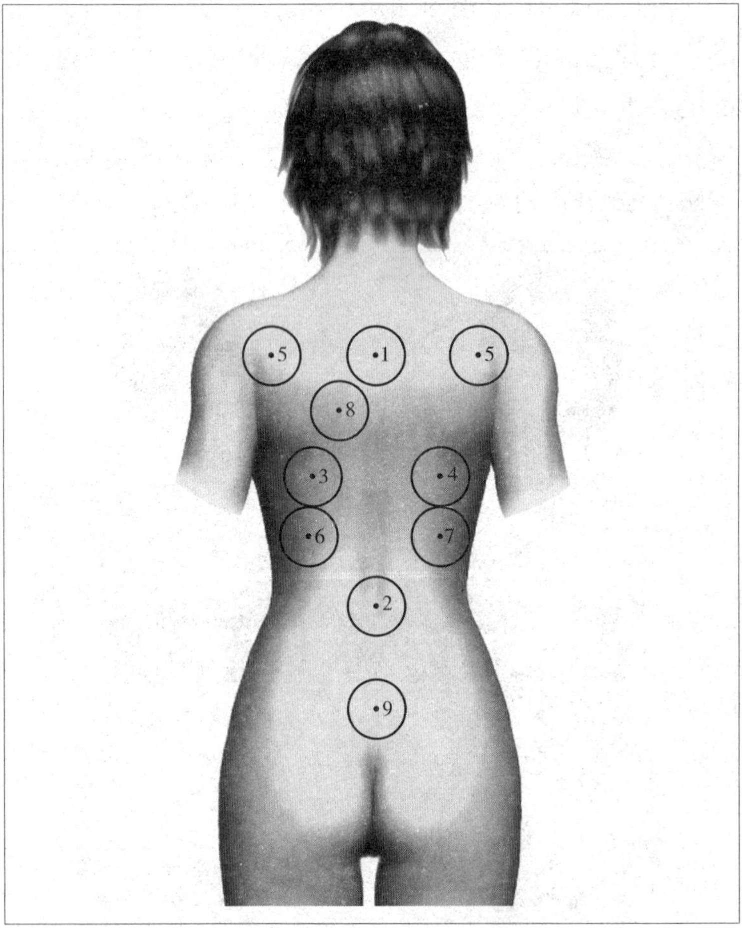

图22　湿疹和带状疱疹上罐部位参考图

第二十五节　排毒拔罐预防和治疗乳腺增生和乳腺癌

根据许多女同志拔排毒罐的体会，我们认为：女性应当及时在后背对应乳房的位置拔排毒罐，这样可以减少乳房疾病的发生和发展。即便乳房出现了异常，也可以及时通过排毒拔罐疗法或者配合其他疗法治愈。

在读者中，有许多在上、下、左、右这4个位置（肝区、脾区、大椎、尾根）坚持拔排毒罐，治疗其他疾病的同时，使乳腺增生的疾病得以治愈的经历，所以，我们认为排毒拔罐疗法对于乳腺增生具有比较好的预防和治疗（辅助治疗）的作用。妇女同志们应当经常在后背对应乳房的位置或者在肝区、脾区拔排毒罐，完全可以预防和治愈乳腺增生。对于乳腺癌，排毒拔罐疗法也具有比较好的预防和治疗（辅助治疗）的作用。

《排毒拔罐疗法》一书出版以后，有一些乳腺癌手术以后的患者陆续使用排毒拔罐疗法，身体一直比较好。

2005年一位手术过的乳腺癌患者出现了复发的情况，听到癌友的介绍，知道了《排毒拔罐疗法》一书，就去买了一本，也没有向我们咨询，抱着“死马当活马医”的想法，在医院药物治疗的同时，采用排毒拔罐的方法配合治疗。

这位患者买了排毒罐，2008年的1月11日因为排气筒的拉杆断了，来我们这儿换拉杆，同时向我们介绍了她的情况。她自述因为癌症复发，用排毒拔罐治疗，前胸后背都拔过，在病灶的四周也上罐拔。当时她并未向我们说明患何种癌症，只是指着右乳房下面的部位说，“我觉得病灶这儿热，于是就在病灶及四周上罐。”我们也不便仔细询问。她说：“在拔了以后，经检查癌细胞明显减少”，肿瘤科的主治医生问她做过放化疗吗？她回答说“没有。”医生问她是否知道什么原因使她有了好转，她就说了拔排毒罐的事情。后来，这位医生将她买的《排毒拔罐疗法》拿了去看。

在拔罐期间，有过几次发热症状，她仍坚持拔罐，结果热也退了。据她介绍，刚开始的时候，她每次留罐40分钟以上，坚持了一个多月，后来觉得实在忍受不了那么强烈的疼痛，于是就每个部位留罐20～30分钟，但是每天上罐两三次，一直坚持到现在。她和她的爱人几次对我们说：“多亏了拔罐！”

这位手术过的乳腺癌患者对排毒拔罐疗法了解不多，并没有听过我们的详细讲解，当初只是抱着“拔拔看，有了效果就继续拔”的朴素想法。她也不了解病灶反应的情况，所以，当她感到难受的时候，就去住院，在医院住院就不能拔罐，强一些后，回到家继续拔罐，同时因为拔罐的疼痛，时有间断，如此过了一年又一年。当我们向她了解癌细胞的情况时，她说一直都在正常的范围内，住不住院变化都不大。这些情况说明：如果医生能够了解排毒拔罐疗法，在她住院的期间继续拔排毒罐，而不是停止拔罐，不给癌细胞以喘息的机会，也许治疗的效果会更好一些。当然，在住院期间停止了拔罐，客观上使患者得到了休息，使她没有出现虚弱无力的症状，这也是我们在分析时要肯定的。

上面的这个病例告诉我们，对于已经手术或者通过有效的方法基本清除癌细胞病灶以后，通过排毒拔罐可以将剩余残留的病灶活动起来，进一步排除，从而彻底治愈。

在“病灶反应的例子”一节例九中，我们介绍过一位患淋巴癌的70多岁老年人的事情，这是一个通过拔排毒罐，配合保健品治疗癌症的例子。

通过实践，我们认识到：癌症之所以发生转移，是因为患者的免疫系统已经不能抵御癌细胞。如果在治疗中大幅度地提高患者的免疫力，就能够防止转移的发生，为治疗争取时间。许多患者在没有被发现患癌症的时候，不也是比较正常地生活吗？这说明当时的免疫系统没有被破坏。尽管有的患者被确诊时已经是晚期，但只要能够重新建立免疫系统，就可以延长生命，可以逐渐战胜它。我们面对癌症，应该极力去增强免疫力，然后通过拔罐、配合药物逐步缩小和消灭病灶，这是采用根治型排毒拔罐疗法治疗癌症或其他疑难病症时的策略。

第五篇 答疑篇

在《根治型拔罐疗法》和《排毒拔罐疗法》一书出版以后，各地读者提出一些问题，虽然我们陆续解答了其中的一部分，但仍不断有各种新问题产生，我们在这里继续进行解答。

第一节　人体是否有不能拔罐的部位

病例1　在《排毒拔罐疗法》一书出版后不久，我接到了沈阳一位老师傅的电话。这位老师傅的名字叫做陈淑奎，年轻的时候患过产后风，虽然经医院抢救脱离了生命危险，但是，此后的长期疾病使她备受折磨。在后来的几十年中，她硬是靠自己的毅力加之拔罐等方法，解决了自己所患疾病的治疗问题。她对拔罐方面的书籍特别注意，一有拔罐方面的书，就购买、收集起来。陈淑奎老师傅请我到她家，目的是要我以后再写书的时候，将她的经验告诉更多的人。

“我的身上几乎都拔遍了罐，就连眼睛、脖子都上过罐”，我听到她的这些话后感到很诧异，问她：“眼睛怎么上罐？”她说：“我用小罐上，力度不很大。不上罐，就觉得眼睛要向外鼓，冒火似地难受，上了罐就感到好受。”她在自己脖子上的许多部位也都上过罐，而以前在我看来，这些部位是不能上罐的。

病例2　在《排毒拔罐疗法》一书中提到的座谈会上，一位王师傅对我说过：“我的身上几乎都拔遍了罐，没发现有什么坏处，我在我的身上都已经试验过了，你可以告诉其他人，尽管放心去拔！”据这位王师傅讲，他前后拔了两年多，拔出的东西足有200多斤。

《排毒拔罐疗法》一书出版后，我们到王师傅的家中看望他，恰好他的一位工友也在场。他的这位工友患过脑出血，听说王师傅拔排毒罐的经过，于是也开始拔排毒罐，并且取得了明显的疗效。在我们的谈话中，这位工友告诉我们他也像王师傅一样，从脚向上一直拔到头，几乎拔遍了各个部位，头上、脸上都上过罐，效果挺好。

在我们和读者交流的过程中，很多读者问肚脐能不能拔罐？并且有人告诉他们肚脐不能拔罐！我们告诉他们，根据我们的经验，肚脐是可以拔罐的，而且肚脐是重要的一罐，需要经常拔。

沈阳这三位师傅的顽强精神是令人钦佩的，他们的经验也非常宝贵，他们都是“敢于第一个吃梨子的人”，为我们在前面铺桥开路，尽管我们还应当结合自己的实际。

现在，我们就用以上三位师傅的实践，作为对“人体是否有不能拔罐的部位”这个问题的回答。当然，还是要参考排毒拔罐疗法的注意事项，并且要结合每个人的具体情况来决定。在比较重要的位置上罐，力度要适当轻一些，比如在眼睛上拔罐，力度就要适当。用真空罐时，在太阳穴上罐要试验着来，逐渐增加力度，一般只要拉动3～4下就可以，停留一会儿再拉动几下。

第二节　上罐还需要讲究方法吗

上罐的方法不得法，也影响效果。由于疼痛，人们往往开始上罐的时候不会用很大的力度，特别是在使用塑料拔罐器的时候。许多人在向我们咨询的时候说，“我上罐的部位已经拔不出东西了，怎么没有见到明显的效果呢？”当我们问他每次上罐排气筒拉动几下时，他总说觉得很紧了，再三问他，才回答说拉动了三四下，但这是远远不够的。

因为疼痛，所以感到上罐很紧时，人们以为力度比较大了，其实这时罐内的负压还是很小的。应等待八九分钟，等皮肤已经适应了罐内的负压，不再感到疼痛或者疼痛比较轻一些的时候，再拉动几下排气筒，坚持一段时间，总的留罐时间就可以达到40～50分钟了。这样做，能继续排出更多病灶里的东西。

用塑料拔罐器，有人只拉动两三次排气筒，感到疼痛就认为吸得很紧了，停止继续拉动排气筒。接连几次这样留罐，很快就会拔不出东西，皮肤也很快结痂脱落，皮肤上留下的痕迹颜色重，经常是比较黑的色斑，不易消退，大约3～4年才能消退，也可能更长时间。

第三节　为什么有些人拔了一段时间罐后感到浑身无力、虚弱呢？出现这种情况该怎么办？还可以继续拔罐吗

拔排毒罐的过程中，卫气运行的速度比较快，物质交换的方式主要通过扩散方式，经脉不能遏阻。凡是卫气达到的地方，都会发生物质交换，将新鲜的血液提供给各个部位，排除和吞噬病灶中的疾病成分，所以拔罐时需要的新鲜血液就要比较多，要有更多的免疫物质去战胜疾病。一般来说，有长期慢性病的病人身体内的疾病成分比较多，免疫力较差，而且脾胃的吸收能力差，很容易出现新鲜血液供应不足，满足不了拔罐排毒过程中对新鲜血液和营养的需求，所以有人感到浑身无力，虚弱。

由于这些疾病成分破坏人体免疫系统的能力不是很强，而且疾病成分不会快速增长，所以，通过不断地拔罐排毒，疾病成分会逐步被排除和吞噬。一般情况下，只要坚持拔罐，随着疾病成分逐渐减少，免疫力会不断增强，这些不舒适的感觉包括浑身无力的现象都会逐渐消失，不需要特别的补养。这种现象也说明治病应该先治疗胃肠，加强脾胃区的拔罐治疗。

对于出现浑身无力、虚弱情况的人，在拔罐的时候，同时上罐的数量不要太多，同时上罐数量在4～5个为宜，而且应该注重饮食的营养搭配。如果较长时

间持续浑身无力、虚弱，应该休息一段时间。一般来说，拔一个多月的排毒罐后，可以停罐一段时间，停十天半个月都可以，待体力恢复一下再继续。打算停罐以前，如果罐口部位出东西很旺，则应该继续坚持将这个部位的病气排净，结痂脱落后再停罐。如果实在不想再拔，可以通过连续敷膏药的方式，使这个部位自然结痂脱落，也可以停止继续上罐，使罐口部位自然结痂脱落。

第四节　为什么拔罐拔了一年多还未见明显好转

这种情况一方面是因为病比较多，患者往往自己不知道，或者都认为自己没有多少病，实际上却不是那样的。经常是人们的身体内有比较多的疾病，而自己没有认识到。另一方面是因为上罐的力度不够。

有一位广州读者，在拔过一个阶段的排毒罐以后出现消瘦的状况，自述瘦得不成人形，难于见人，便停止了拔罐。由于她的地址变动，我们无法联系她。几年以后她又来电话，认为这种拔罐方法还是比较好的，她现在还在定期拔罐，感觉自己的体质好多了。还有一位广西患者，治疗多方面的疾病，拔了一两年的时间，也没有感到好转，觉得没有用，咨询过几次，后来停止了拔罐。又过了一两年来电话告诉我，说感觉到拔罐还是起了作用，又重新开始坚持拔罐，效果逐步表现了出来。

上面说的这两位同志在咨询过程中，我们都告诉她们会有病灶反应，由于病较多，可能会出现不舒服的感觉。较长时间没见到效果，是因为病比较多的原因，应该坚持拔才对。她们通过拔罐以后身体状况的比较，重新认识到了这一点，所以又能坚持拔罐排毒。

第五节　有人说拔排毒罐会引起血栓，所以不能拔排毒罐

对于这个问题，还是要根据人体生理学的原理来分析。拔罐排毒会在皮肤表面留下淤血等痕迹，皮肤组织中的淤血不会直接进入动脉和静脉，而是由皮肤组织内的毛细血管网和淋巴系统进行清除，即我们所说的吸收过程。在毛细血管网和淋巴系统中，所有物质交换都是分子水平的，而不是整块淤血直接进入动、静脉回流入血，所以不会形成血栓，也不会对人体有害。

第六节　拔罐是否要对应季节

经常有人问：“冬天能不能拔罐？”也有人认为：冬天注重收藏，拔罐容易将元气拔出去，所以冬天不易拔罐。

我们认为这些说法是不完全正确的。难道冬天就不治病了吗？为了抓紧时间治病，即便是天气冷，该拔罐也得拔，更何况我们可以将房间变得很暖和，一年四季都是可以拔罐的。

另一方面，许多人对“元气”的概念并不真正了解，对拔罐的治病机理也不了解，将“元气”吸拔了出来的说法，是没有科学道理的。

我们也应当注意到，拔罐的过程使人体的毛孔张开，容易受到寒气的侵袭，所以，拔罐期间注意不要受凉，多披件衣服，少接触凉水，特别是刺骨的凉水。有条件的地方，使用一下电暖器。

第七节　吸拔出来的东西到底是什么

有的医生说吸拔出来的东西是胶质蛋白，是组织液，这些都对。但是，就像黑岩东五先生在《真空净血疗法》一书中说的那样，被吸拔出来的东西是“分子结构发生了变化的组织液”，是“带病的组织液”，是“带病的红血球”。

组织液就是血液，是进入到组织中的血液。组织液和血液的成分基本一样，但是这些成分在组织液中的含量远远少于血液中的含量。我们都知道：每次输血100毫升的时候对人体是没有什么影响的，更何况拔罐拔出的组织液是比较少的，因为脓水中组织液的成分还是比较少的，所以对人体没有多少影响，更何况这些还是带病的组织液，带病的红细胞，将它们吸拔出来，人体再产生新的组织液和血液，促进血液循环，难道不是一件很好的事情吗？

第八节　关于皮肤不易愈合的问题

2005年10月26日，有一位做过护士的女同志来购罐，在听了关于排毒拔罐疗法介绍以后，讲述了她在27年前的一段经历：27年前，她的大腿上部出现了像火疖子一样连成片的网状水疱，去医院经医生检查，需要截肢。她十分不想截肢，后来经过一位中医大夫用中药治疗，患处的四周愈合了，只有中间仍有一个洞在出脓水，很长时间不愈合。面对这种情况，她就用罐头瓶在患处拔了罐，上罐以后只见从脓水出处拔出一条血块，几天后，患处中间的洞就愈合了。想起了这段经历，她认为排毒拔罐疗法是很有道理的。

这位同志来我们这儿的目的是因为乳房有病，咨询如何拔罐。后来她告诉我们，回去以后她在乳房上罐，拔了3～4次，拔出来不少脓水，乳房的毛病也就消失了。当时我们还告诉她应该在后背对应乳房的部位上罐，因为前面上罐比较疼痛。

许多人都认为糖尿病人皮肤不易愈合，所以不能拔罐。在丹东，有一位比较严重的糖尿病患者，她看到了邻居拔罐排毒以后脸色明显好转，就询问这位邻居，知道了拔罐的事情，但是担心皮肤不愈合，经我们讲解，也是抱着试试看的想法，开始拔罐。后来我们了解她的情况，知道了她一直坚持拔罐，并没有出现不易愈合的情况，而且身体状况明显好转。

还有一位糖尿病患者，出现了并发症，腿都发黑了。他坚持拔罐排毒，到2008年11月10日是第499天，来电话告诉我们，已经很少拔出东西了，皮肤黑的地方褪掉了，已经出现红润的皮肤，因为这时腿部出现胀痛，心里没底，所以向我们咨询，介绍了这些情况。

在《排毒拔罐疗法》一书出版以后，陆续有糖尿病患者采用拔罐排毒效果比较好的事情，没听说有不愈合的情况发生。

第九节　罐口部位的皮肤比周围皮肤略高而且硬是怎么回事

因为罐口部位吸拔出的病气聚集在皮肤上，所以出现该部位皮肤高而且硬的情况。这种现象也说明经脉中的某一部分还不是很通畅，如果经脉通畅，吸拔出的疾病成分会沿经脉排出，不会较长时间留在皮肤上，所以应该继续沿该部位经脉的其他部位上罐，帮助疏通经脉。

一般大椎区和华盖区容易出现这种情况，所以应当在任、督二脉上多选几个部位上罐，帮助疏通任、督二脉。

由于重罐，罐口部位的皮肤可能出现比周围皮肤略高的现象，同时伴有该部位的皮肤略硬、缺乏弹性、粗糙等现象，这种情况会在停罐后的一段时间内逐渐减轻和消失。

第十节　拔罐期间能洗澡吗？女性月经期间能拔罐吗

拔罐尽管会在皮肤上起疱，挑破后还会有伤口，但是拔罐拔出来的疱如果不接触到很脏的污染物是不会感染的，拔罐尽管出疱并不影响洗澡。好多本身伤口难以愈合的糖尿病患者拔罐后，正常洗浴都没有问题。

女性月经期间可以拔罐。

后记

西医进入中国后，药物对人类的双重作用已经越来越被人们所认识。药物在治疗疾病的同时又可能给人们带来新的疾病，在减轻疾病的同时又可能引起或加重其他病情。药物治疗对人体来说是一个内治的方法，为了减轻药物对人体的伤害，还应当提倡外治的方法。

中医疗法大多要依靠医生有针对性的辨证治疗，相对来说，拔罐疗法则是比较普遍适用和易于推广的治疗方法。

许多人没有体会到排毒拔罐效果原因是一、对排毒拔罐疗法存有疑虑，不能坚持拔罐；二、好多人不愿意忍受疼痛，所以放弃了；三、排毒拔罐的病灶反应，使人不敢继续拔罐。

这不能说明排毒拔罐疗法的治疗效果差。只有从道理上明白排毒拔罐疗法为什么能治愈疾病，又有毅力坚持，同时能正确对待病灶反应，恰当地分析各种利害关系，才能取得比较好的效果。

《根治型拔罐疗法》和《排毒拔罐疗法》一书出版以来，有许多医生应用过这种拔罐方法，包括本书介绍过的丹东的周医生，更著名的还有针刺发疱拔罐疗法的刘一儒医生以及李源生医生。排毒拔罐疗法对许多疾病的治疗都是有很大帮助的，这是无可置疑的。所以我们认为当没有找到更好、更有效的治疗方法以前，可以采用排毒拔罐疗法。

2010年8月17日晚上七八点钟，一位51岁的女同志在电话中很有感触地对我们说：在看到这本书（指《排毒拔罐疗法》）的时候，想起了15年前，她的丈夫患病，让她给拔罐，当时拔出黄水以后不敢拔了，过了一年的时间他就去世了。如果当时知道了这种拔罐方法，继续拔下去，也许她的丈夫不能那么早就走了。由她的话，可以想象宣传这种拔罐方法是多么的重要。

我曾经向一位大医院的医生介绍《根治型拔罐疗法》，希望能在正规医院里应用，当时这位医生说了这样一句话："拔罐能治病，还要医院干什么？"中止了我的介绍。他的这种认识，将医院与排毒拔罐疗法对立了起来，反映出排毒拔罐疗法为什么不能被医院重视和接受的原因。正是由于这样的认识，使得这样一个"治好另一半"的方法，不能得到应有的重视，也使得正规医疗机构经常不能够真正治愈"另一半"疾病。

我也曾经将《根治型拔罐疗法》介绍给一位医学院的教授，希望他能够帮助将这种疗法申请到国家研发的项目，并进行推广。当时他告诉我：这种疗法只有靠民间的推动，才有可能被推广开来，他的话无疑是正确的。我们向卫生行政部门的推荐过程证实了我们的想法只能是天方夜谭。

人民群众是创造历史的动力。我们相信：排毒拔罐疗法在广大人民群众的推动下，能够得到进一步的推广、应用和发展。

我们在本书的封面上写道："气血并行，两条途径医治疾病；罐壶齐悬，一个目的解除疑难。"这是我们对待祖国医学的认真态度。在许多情况下，排毒拔罐疗法单独运用可以治愈脑胶质瘤和其他疑难病症，但是，由于患者的个体差异，在对待一些较为严重的疑难病症，我们还是认为应当秉承"气、血并行"和"罐、壶齐悬"的思想，减少疼痛对患者的影响。

在本书中我们说过：**"气"和"血"是同样重要的途径，二者结合起来治疗疾病，才是比较完美的治疗方法**。在这里，我们向各地的医学研究机构、医院、卫生院建议，研究和推广排毒拔罐疗法在各种疾病治疗过程中的应用。

医疗的问题，涉及人民的身体健康，不应当将其简单地作为刺激经济发展的筹码。既然知道"气"的疗法可以提高人民的健康水平，就不应当一味地强调单纯"血"的疗法，不应当单纯依靠药物。增加药物的生产，固然可以提高国民生产总值，但是也浪费了祖先留下的宝贵资源，单纯依靠药物甚至影响人民群众的健康！

李志锐

经验交流，请微信扫码关注
"重圆拔罐"公众号。